Cannabis in der Küche

96 medizinische Rezepte

für Körper und Seele

Genussvolle, gesunde Rezepte

für Wohlbefinden und Erleichterung.

Autor: Hanna Hanfblüte

Vorwort	1
Einführung des Autors	1
Überblick über medizinisches Cannabis	4
Geschichte und Hintergrund	4
Medizinische Vorteile und Anwendungen	4
Rechtliche Aspekte und Hinweise	5
Kapitel 1: Grundlagen des Kochens mit Cannabis	7
Rezepte für Cannabis-Infusionen	10
1. Klassische Cannabutter	10
2. Cannabis-Kokosöl	11
3. Cannabis-Olivenöl	11
4. Cannabis-Honig	12
5. Cannabis-Tinktur	13
6. Cannabis-Zucker	13
7. Cannabis-Milch	14
8. Cannabis-Kokosmilch	15
9. Cannabis-Ghee	15
10. Cannabis-Vanilleextrakt	16
Dosierung und Sicherheit	**17**
Bestimmen der richtigen Dosierung	17
Tipps für sicheres Kochen und Konsumieren	19
Lagerung von Cannabis-Infusionen	20
Anleitung:	20

Kapitel 2: Frühstücksrezepte — 22

1. Cannabis-Smoothie — 22
2. Cannabis-Pfannkuchen — 23
3. Cannabis-Granola — 24
4. Cannabis-Bananenbrot — 25
5. Cannabis-Rührei — 26
6. Cannabis-Avocado-Toast — 27
7. Cannabis-Chia-Pudding — 28
8. Cannabis-Muffins — 29
9. Cannabis-Joghurt-Parfait — 30
10. Cannabis-Frühstücksriegel — 31

Kapitel 3: Mittagessen und Snacks — 32

1. Cannabis-Salat mit Avocado und Kichererbsen — 32
2. Cannabis-Quinoa-Bowl — 33
Cannabis-Tahini-Dressing: — 33
3. Cannabis-Hummus — 34
4. Cannabis-Tomaten-Basilikum-Suppe — 35
5. Cannabis-Pesto-Pasta — 36
6. Cannabis-Guacamole — 37
7. Cannabis-Spinatsalat mit Erdbeeren und Feta — 38
8. Cannabis-Quesadilla — 39
9. Cannabis-Falafel — 40
10. Cannabis-Süßkartoffel-Pommes — 41
11. Cannabis-Caprese-Sandwich — 42

12. Cannabis-Gemüse-Sticks mit Joghurt-Dip   43

Kapitel 4: Hauptgerichte   44
Kapitel 4: Hauptgerichte Vegetarisch   44

1. Cannabis-Quinoa-Bowl   44
Cannabis-Tahini-Dressing: 45
2. Cannabis-Gemüse-Curry   46
3. Cannabis-Spinat-Lasagne   47
4. Cannabis-Auberginen-Parmesan   48
5. Cannabis-Gemüse-Paella   49
6. Cannabis-Ratatouille   50
7. Cannabis-Risotto mit Pilzen   51
8. Cannabis-Pizza Margherita   52
9. Cannabis-Tofu-Stir-Fry   53

Kapitel 4: Hauptgerichte mit Fisch   54

1. Cannabis-Zitronen-Knoblauch-Lachs   54
2. Cannabis-Fisch-Tacos   55
3. Cannabis-Zitronen-Basilikum-Forelle   56
4. Cannabis-Butter-Knoblauch-Garnelen   57
5. Cannabis-Zitronen-Dill-Lachs   58
6. Cannabis-Pesto-Lachs   59

Kapltel 4: Hauptgerichte mit Fleisch   60

1. Cannabis-Spaghetti Bolognese   60
2. Cannabis-Curry mit Hühnchen   61
3. Cannabis-Rinderfilet   62

4. Cannabis-Schweinefilet mit Apfelsauce	63
5. Cannabis-Hähnchen-Curry	64
6. Cannabis-Burger	65
7. Cannabis-Fleischbällchen in Tomatensauce	66
8. Cannabis-BBQ-Rippchen	67
9. Cannabis-Lasagne	68
10. Cannabis-Chili	69
11. Cannabis-Hähnchen Alfredo	70
12. Cannabis-Bolognese mit Zucchininudeln	71
13. Cannabis-Steak mit Knoblauchkartoffeln	72
Kapitel 5: Desserts	**73**
1. Cannabis-Schokoladenkekse	73
2. Cannabis-Brownies	74
3. Cannabis-Bananenbrot	75
4. Cannabis-Erdnussbutterkekse	76
5. Cannabis-Cheesecake	77
6. Cannabis-Eiscreme	78
7. Cannabis-Zitronenkuchen	79
8. Cannabis-Schokoladentrüffel	80
9. Cannabis-Fruchtgummi	81
10. Cannabis-Tiramisu	82
11. Cannabis-Karamell-Popcorn	83
12. Cannabis-Blaubeer-Muffins	84

Kapitel 6: Getränke — 85

1. Cannabis-Tee — 85
2. Cannabis-Kaffee — 86
3. Cannabis-Smoothie — 87
4. Cannabis-Limonade — 88
5. Cannabis-Schokoladenmilch — 89
6. Cannabis-Matcha-Latte — 90
7. Cannabis-Eiskaffee — 91
8. Cannabis-Goldene Milch — 92
9. Cannabis-Orangen-Smoothie — 93
10. Cannabis-Minze-Schokoladen-Milchshake — 94
11. Cannabis-Mojito — 95
12. Cannabis-Pfirsich-Eistee — 96

Kapitel 7: Spezialrezepte — 97

1. Cannabis-Guacamole — 97
2. Cannabis-Hummus — 98
3. Cannabis-Pesto — 99
4. Cannabis-Mandelbutter — 100
5. Cannabis-Schokoladenfondue — 101
6. Cannabis-Energie-Bällchen — 102
7. Cannabis-Infundiertes Popcorn — 103
8. Cannabis-Butterkaramell-Sauce — 104
9. Cannabis-Bruschetta — 105
10. Cannabis-Kräuterbutter — 106

11. Cannabis-Ghee mit CBD Öl	107
12. Cannabis-Karamell-Bonbons	108

Kapitel 8: Anwendungsfälle und Erfahrungsberichte 109

Schlusswort 114

Ressourcen und weiterführende Literatur 116

Anhang: 117

    Danksagung 117

Quellen 118

Wie haben Ihnen die bereitgestellten Informationen gefallen? 120

Rechtliches 121

Disclaimer Der vorliegende Ratgeber bzw. Kochbuch wurde mit größter Sorgfalt und bestem Wissen erstellt, basierend auf intensiven Recherchen. Trotzdem möchten wir darauf hinweisen, dass wir keine Gewähr für die absolute Korrektheit, Ausführlichkeit und Vollständigkeit der enthaltenen Informationen übernehmen können. Der Herausgeber übernimmt keinerlei Haftung für etwaige nachteilige Auswirkungen, die direkt oder indirekt mit den in diesem Ratgeber präsentierten Informationen in Verbindung stehen könnten. Unsere Absicht ist es, Ihnen hilfreiche und praxisnahe Ratschläge zu bieten, dennoch empfehlen wir, die Informationen nach eigenem Ermessen zu prüfen und gegebenenfalls professionellen Rat einzuholen. Wir danken Ihnen für Ihr Verständnis. 123

Vorwort

Einführung des Autors

Willkommen in der wunderbaren Welt der Cannabis-Küche! Ich bin Hanna Hanfblüte leidenschaftlicher Koch und Verfechter der heilenden Kräfte von Cannabis. Schon seit meiner Jugend habe ich eine tiefe Liebe zum Kochen und eine unstillbare Neugier für alles Kulinarische entwickelt. Was als einfaches Interesse an neuen Rezepten begann, hat sich im Laufe der Jahre zu einer Leidenschaft für die Kombination von Genuss und Gesundheit entwickelt.

Persönliche Geschichte oder Motivation für das Buch

Meine Reise mit Cannabis begann vor einigen Jahren, als ein enger Freund mit einer schweren chronischen Krankheit diagnostiziert wurde. Wir suchten verzweifelt nach Möglichkeiten, seine Schmerzen und Beschwerden zu lindern, ohne auf starke und nebenwirkungsreiche Medikamente zurückgreifen zu müssen. Dabei stießen wir auf medizinisches Cannabis. Die positiven Effekte waren beeindruckend, und es öffnete uns die Augen für die vielfältigen Möglichkeiten, die diese Pflanze bietet. Doch der Gedanke, Cannabis einfach nur zu rauchen oder als Öl einzunehmen, war für meinen Freund nicht besonders ansprechend. Also begann ich, mit verschiedenen Rezepten zu experimentieren, um das Cannabis auf schmackhafte und kreative Weise in unser tägliches Leben zu integrieren. Die Ergebnisse waren überwältigend! Nicht nur halfen die Gerichte, die Symptome meines Freundes zu lindern, sondern sie brachten auch Freude und Genuss zurück in unsere Mahlzeiten.

Dieses Buch ist das Resultat meiner Reise – eine Sammlung von Rezepten, die nicht nur köstlich sind, sondern auch das Potenzial haben, das Leben von Menschen zu verbessern, die auf der Suche nach alternativen Heilmethoden sind. Es ist mir eine Herzensangelegenheit, dieses Wissen zu teilen und anderen zu helfen, die heilenden Kräfte von Cannabis auf eine sichere und genussvolle Weise zu entdecken.

Sicherheitshinweis bei der Verwendung von Cannabis und Gefahren bei der Überdosierung

Bevor wir in die Welt der köstlichen Cannabis-Küche eintauchen, ist es wichtig, einige grundlegende Sicherheitshinweise zu beachten. Cannabis ist eine mächtige Pflanze mit starken medizinischen Eigenschaften, aber wie bei allem im Leben ist Maßhalten der Schlüssel. Hier sind einige Tipps, um sicherzustellen, dass deine kulinarische Reise mit Cannabis sicher und angenehm bleibt:

1. **Beginne mit einer niedrigen Dosierung**: Wenn du zum ersten Mal Cannabis in deiner Küche verwendest, starte mit einer niedrigen Menge und steigere sie langsam. Dies hilft, die Wirkung zu beurteilen und Überdosierung zu vermeiden.
2. **Warte ab**: Die Wirkung von essbarem Cannabis kann bis zu zwei Stunden oder länger auf sich warten lassen. Sei geduldig und nimm keine zusätzlichen Dosen, bevor du die volle Wirkung der ersten Dosis gespürt hast.
3. **Kennzeichne deine Produkte**: Wenn du Cannabis-infundierte Lebensmittel herstellst, bewahre sie sicher und gekennzeichnet auf, um Verwechslungen mit normalen Lebensmitteln zu vermeiden – besonders in Haushalten mit Kindern oder Haustieren.

4. **Achte auf die Umgebung**: Konsumiere Cannabis-infundierte Lebensmittel in einer sicheren und vertrauten Umgebung. Vermeide den Gebrauch vor dem Autofahren oder dem Bedienen von schweren Maschinen.
5. **Überdosierung vermeiden**: Eine Überdosierung kann unangenehme Nebenwirkungen wie Angst, Paranoia, Schwindel und Übelkeit verursachen. Wenn du oder jemand anderes Symptome einer Überdosierung zeigt, bleibt ruhig, trinkt viel Wasser und ruht euch aus. In schweren Fällen sucht medizinische Hilfe auf.

Denke daran, dass Cannabis eine individuelle Wirkung hat, die von Person zu Person unterschiedlich sein kann. Was für den einen angenehm ist, kann für den anderen zu stark sein. Höre auf deinen Körper und passe die Dosierung entsprechend an.

Nun, da wir die Grundlagen und Sicherheitshinweise behandelt haben, lade ich dich ein, die Seiten dieses Buches zu durchstöbern und dich von den vielfältigen Möglichkeiten inspirieren zu lassen, die Cannabis in der Küche bietet. Ob Jung oder Alt, erfahrener Koch oder neugieriger Neuling – hier ist für jeden etwas dabei. Lass uns gemeinsam eine kulinarische Reise antreten, die nicht nur den Gaumen erfreut, sondern auch das Wohlbefinden fördert. Viel Spaß und guten Appetit!

Herzlichst,

Hanna Hanfblüte

Überblick über medizinisches Cannabis

Cannabis – kaum eine Pflanze hat in den letzten Jahren für so viel Aufsehen gesorgt. Von den alten Kulturen bis in die moderne Zeit hat Cannabis eine bemerkenswerte Reise hinter sich. Lass uns gemeinsam einen Blick auf die Geschichte, die medizinischen Vorteile und die rechtlichen Aspekte werfen, die dieses grüne Wunder umgeben.

Geschichte und Hintergrund

Wusstest du, dass Cannabis schon vor Tausenden von Jahren verwendet wurde? Die ersten Aufzeichnungen stammen aus dem alten China, wo es sowohl als Medizin als auch als Faserpflanze genutzt wurde. Auch in Indien, Ägypten und später im antiken Griechenland und Rom fand Cannabis Anwendung in der Heilkunde. Die Pflanze, die einst wegen ihrer Vielseitigkeit geschätzt wurde, geriet im 20. Jahrhundert in Verruf und wurde in vielen Teilen der Welt verboten.

Doch die Zeiten ändern sich, und mit ihnen auch die Einstellung gegenüber Cannabis. Dank der unermüdlichen Arbeit von Wissenschaftlern und Aktivisten erleben wir heute eine Renaissance des medizinischen Cannabis. Die Forschung hat die Pflanze von ihrem Stigma befreit und ihre erstaunlichen medizinischen Eigenschaften ans Licht gebracht.

Medizinische Vorteile und Anwendungen

Cannabis ist weit mehr als nur ein Rauschmittel. Die Pflanze enthält über 100 verschiedene Cannabinoide, darunter THC (Tetrahydrocannabinol) und CBD (Cannabidiol), die eine Vielzahl von therapeutischen Effekten bieten. Hier sind einige der medizinischen Vorteile, die Cannabis bieten kann:

- **Schmerzlinderung**: Cannabis ist bekannt für seine Fähigkeit, chronische Schmerzen zu lindern. Ob Arthritis, Migräne oder Nervenschmerzen – viele Menschen haben durch Cannabis Erleichterung gefunden.
- **Entzündungshemmung**: CBD, eines der Hauptcannabinoide, hat starke entzündungshemmende Eigenschaften, die bei Erkrankungen wie Morbus Crohn oder Multipler Sklerose hilfreich sein können.
- **Angst und Depression**: Cannabis kann helfen, Angstzustände und Depressionen zu mildern. Es wirkt beruhigend und kann das allgemeine Wohlbefinden verbessern.
- **Schlafstörungen**: Viele Menschen nutzen Cannabis, um Schlafprobleme zu bekämpfen. Es kann helfen, schneller einzuschlafen und die Schlafqualität zu verbessern.
- **Appetitsteigerung**: Insbesondere bei Patienten mit Krebs oder HIV/AIDS kann Cannabis den Appetit anregen und somit den Ernährungszustand verbessern.

Die Liste der möglichen Anwendungen ist lang und wächst ständig, da die Forschung immer neue Einsatzgebiete entdeckt. Wichtig ist jedoch, dass die Anwendung von medizinischem Cannabis immer unter ärztlicher Aufsicht erfolgen sollte.

Rechtliche Aspekte und Hinweise

Die rechtliche Situation von Cannabis ist ein echter Dschungel und kann von Land zu Land – ja, sogar von Region zu Region – stark variieren. In einigen Ländern ist Cannabis vollständig legalisiert, in anderen nur für medizinische Zwecke erlaubt, während es in wieder anderen komplett verboten ist.

Tipps für den Umgang mit den rechtlichen Aspekten:

1. **Informiere dich**: Bevor du Cannabis verwendest oder anbaust, informiere dich gründlich über die Gesetze in deinem Land oder deiner Region. Das Internet und lokale Behörden sind gute Informationsquellen.
2. **Ärztliche Empfehlung**: Wenn medizinisches Cannabis in deinem Land legal ist, konsultiere einen Arzt und lasse dir ein Rezept ausstellen. Das hilft nicht nur rechtlich, sondern stellt auch sicher, dass du die richtige Sorte und Dosierung erhältst.
3. **Diskretion**: Auch in Gegenden, wo Cannabis legal ist, kann es immer noch Vorurteile geben. Diskrete Verwendung und Lagerung können unangenehme Gespräche vermeiden.
4. **Reisen mit Cannabis**: Sei besonders vorsichtig, wenn du mit Cannabis reist. Was in deinem Heimatland legal ist, kann dich im Ausland in ernsthafte Schwierigkeiten bringen.

Cannabis ist eine faszinierende Pflanze mit einem enormen Potenzial, das Leben vieler Menschen zu verbessern. Dieses Buch soll dir nicht nur köstliche Rezepte, sondern auch das nötige Wissen an die Hand geben, um Cannabis sicher und legal zu nutzen. Tauche ein in die Welt der Cannabis-Küche und entdecke, wie du dein Wohlbefinden auf schmackhafte Weise steigern kannst!

Herzlichst, Hanna Hanfblüte

Kapitel 1: Grundlagen des Kochens mit Cannabis

Decarboxylierung von Cannabis

Willkommen zu den Grundlagen des Kochens mit Cannabis! Bevor wir uns in die Welt der leckeren Rezepte stürzen, müssen wir ein kleines, aber unglaublich wichtiges wissenschaftliches Geheimnis lüften: die Decarboxylierung. Keine Sorge, das klingt komplizierter, als es ist. Lass uns gemeinsam herausfinden, was Decarboxylierung ist und warum sie für dein kulinarisches Cannabis-Abenteuer so essenziell ist.

Was ist Decarboxylierung und warum ist sie wichtig?

Stell dir vor, du hast eine Schatzkarte, aber sie ist in einer fremden Sprache geschrieben. Die Decarboxylierung ist wie ein magischer Übersetzer, der dir hilft, die Schätze im Cannabis zu finden. Genauer gesagt, ist es ein chemischer Prozess, der durch Hitze ausgelöst wird und die inaktiven Säureformen der Cannabinoide (wie THCA und CBDA) in ihre aktiven Formen (THC und CBD) umwandelt. Ohne Decarboxylierung könntest du Cannabis essen, aber es würde dir nicht die gewünschten Effekte bringen – weder die medizinischen noch die freudigen.

Schritt-für-Schritt-Anleitung

Jetzt, da wir wissen, warum die Decarboxylierung so wichtig ist, lass uns diesen magischen Prozess Schritt für Schritt durchgehen. Es ist wirklich einfacher als ein Kuchenrezept und du brauchst nur wenige Utensilien und Zutaten:

Du brauchst:

- 7-10 Gramm gemahlene Cannabisblüten (je nach gewünschter Stärke)
- Ein Backblech
- Backpapier
- Einen Ofen
- Ein luftdichtes Glas zur Aufbewahrung

Und so geht's:

1. **Ofen vorheizen:** Heize deinen Ofen auf 115°C vor. Diese Temperatur ist ideal, um die Cannabinoide zu aktivieren, ohne sie zu verbrennen.
2. **Cannabis vorbereiten:** Zerbrösele oder mahle die Cannabisblüten grob. Du musst keine feine Pulverkonsistenz erreichen – grob gemahlen reicht völlig aus.
3. **Backblech vorbereiten:** Lege ein Stück Backpapier auf dein Backblech. Dies verhindert, dass das Cannabis am Blech haftet und erleichtert später die Reinigung.
4. **Cannabis verteilen:** Verteile das gemahlene Cannabis gleichmäßig auf dem Backpapier. Achte darauf, dass es in einer dünnen Schicht liegt, damit die Hitze gleichmäßig wirken kann.

5. **Backen:** Schiebe das Backblech in den vorgeheizten Ofen und backe das Cannabis für etwa 30-40 Minuten. Rühre es alle 10 Minuten vorsichtig um, damit es gleichmäßig erhitzt wird. Während dieser Zeit wirst du einen angenehm erdigen Geruch bemerken – das ist ein gutes Zeichen!
6. **Abkühlen lassen:** Nimm das Backblech aus dem Ofen und lass das Cannabis vollständig abkühlen. Dieser Schritt ist wichtig, damit die Cannabinoide stabil bleiben.
7. **Aufbewahren:** Bewahre das decarboxylierte Cannabis in einem luftdichten Glas an einem kühlen, dunklen Ort auf. So bleibt es frisch und wirksam, bis du es in deinen Rezepten verwendest.

Tipps und Tricks:

- **Geruch reduzieren:** Wenn du den Geruch minimieren möchtest, kannst du das Cannabis in einem hitzebeständigen Glasbehälter mit Deckel decarboxylieren. Lege den Deckel locker auf, damit der Dampf entweichen kann.
- **Einheitliche Erhitzung:** Verwende einen Ofenthermometer, um sicherzustellen, dass dein Ofen die richtige Temperatur hält. Zu hohe Temperaturen können die wertvollen Cannabinoide zerstören.
- **Reste nutzen:** Decarboxyliertes Cannabis, das nicht sofort verwendet wird, kann auch in Tees oder Smoothies gemischt werden. Einfach kreativ sein!

Nun, da du das Geheimnis der Decarboxylierung gemeistert hast, bist du bereit, die nächste Stufe der Cannabis-Küche zu erklimmen. Mit diesem Wissen im Gepäck kannst du sicherstellen, dass deine Cannabis-Rezepte immer die gewünschte Wirkung haben – sei es zur Linderung von Schmerzen, zur Förderung des Schlafs oder einfach nur zum Genießen. Also schnapp dir dein Cannabis, heize den Ofen vor und mach dich bereit für eine aufregende kulinarische Reise!

Rezepte für Cannabis-Infusionen

1. Klassische Cannabutter

Zutaten:

- 1 Tasse ungesalzene Butter
- 1 Tasse Wasser
- 7-10 Gramm decarboxyliertes Cannabis

Zubereitungszeit: 3 Stunden
Portionen: Ergibt etwa 1 Tasse Cannabutter
Nährstoffangaben pro Portion: Kalorien: 102, Fett: 12g, Kohlenhydrate: 0g, Eiweiß: 0g
Anleitung: Schmelze die Butter zusammen mit dem Wasser in einem Topf auf niedriger Stufe. Füge das decarboxylierte Cannabis hinzu und lasse die Mischung 2-3 Stunden köcheln, dabei gelegentlich umrühren. Sei vorsichtig, dass die Mischung nicht kocht. Gieße die Butter durch ein Käsetuch oder ein feines Sieb, um die Pflanzenreste zu entfernen. Lasse die Butter abkühlen und stelle sie dann in den Kühlschrank, bis sie fest wird.
Tipp: Verwende die Cannabutter für Backwaren, Pasta oder einfach auf einem Stück warmem Toast.

2. Cannabis-Kokosöl

Zutaten:

🌿 1 Tasse Kokosöl
🌿 7-10 Gramm decarboxyliertes Cannabis

Zubereitungszeit: 3 Stunden
Portionen: Ergibt etwa 1 Tasse Cannabis-Kokosöl
Nährstoffangaben pro Portion: Kalorien: 117, Fett: 14g, Kohlenhydrate: 0g, Eiweiß: 0g

Anleitung: Erhitze das Kokosöl auf niedriger Stufe in einem Topf. Gib das decarboxylierte Cannabis hinzu und lasse die Mischung 2-3 Stunden köcheln, dabei gelegentlich umrühren. Gieße das Öl durch ein Käsetuch oder ein feines Sieb, um die Pflanzenreste zu entfernen. Lasse es abkühlen und bewahre es in einem luftdichten Behälter auf.

Tipp: Ideal für Smoothies, asiatische Gerichte oder zum Braten von Gemüse.

3. Cannabis-Olivenöl

Zutaten:

🌿 1 Tasse Olivenöl
🌿 7-10 Gramm decarboxyliertes Cannabis

Zubereitungszeit: 3 Stunden
Portionen: Ergibt etwa 1 Tasse Cannabis-Olivenöl
Nährstoffangaben pro Portion: Kalorien: 119, Fett: 14g, Kohlenhydrate: 0g, Eiweiß: 0g

Anleitung: Erhitze das Olivenöl auf niedriger Stufe in einem Topf. Füge das decarboxylierte Cannabis hinzu und lasse die Mischung 2-3 Stunden köcheln, dabei gelegentlich umrühren. Gieße das Öl durch ein Käsetuch oder ein feines Sieb, um die Pflanzenreste zu entfernen. Lasse es abkühlen und bewahre es in einem luftdichten Behälter auf.

Tipp: Perfekt für Salate, Dips und italienische Gerichte.

4. Cannabis-Honig

Zutaten:

* 1 Tasse Honig
* 7-10 Gramm decarboxyliertes Cannabis

Zubereitungszeit: 3 Stunden
Portionen: Ergibt etwa 1 Tasse Cannabis-Honig
Nährstoffangaben pro Portion: Kalorien: 64, Fett: 0g, Kohlenhydrate: 17g, Eiweiß: 0g

Anleitung: Erhitze den Honig in einem hitzebeständigen Glasbehälter im Wasserbad. Füge das decarboxylierte Cannabis hinzu und lasse die Mischung 2-3 Stunden bei niedriger Hitze ziehen, dabei gelegentlich umrühren. Gieße den Honig durch ein Käsetuch oder ein feines Sieb, um die Pflanzenreste zu entfernen. Lasse ihn abkühlen und bewahre ihn in einem luftdichten Behälter auf.

Tipp: Perfekt für Tee, Toast oder als Süßungsmittel in Backwaren.

5. Cannabis-Tinktur

Zutaten:

🍁 1 Tasse hochprozentiger Alkohol (z.B. Wodka oder Everclear)
🍁 7-10 Gramm decarboxyliertes Cannabis

Zubereitungszeit: 2-3 Wochen
Portionen: Ergibt etwa 1 Tasse Cannabis-Tinktur
Nährstoffangaben pro Portion: Kalorien: 7, Fett: 0g, Kohlenhydrate: 0g, Eiweiß: 0g

Anleitung: Gib das decarboxylierte Cannabis in ein Glasgefäß und fülle es mit dem Alkohol. Verschließe das Gefäß und schüttle es gut. Lasse die Mischung an einem kühlen, dunklen Ort 2-3 Wochen ziehen, dabei täglich schütteln. Gieße die Tinktur durch ein Käsetuch oder ein feines Sieb, um die Pflanzenreste zu entfernen. Bewahre die Tinktur in einer dunklen Flasche auf.

Tipp: Ein paar Tropfen unter die Zunge oder in ein Getränk geben.

6. Cannabis-Zucker

Zutaten:

🍁 1 Tasse Zucker
🍁 1/4 Tasse Cannabis-Tinktur

Zubereitungszeit: 1 Stunde
Portionen: Ergibt etwa 1 Tasse Cannabis-Zucker
Nährstoffangaben pro Portion: Kalorien: 16, Fett: 0g, Kohlenhydrate: 4g, Eiweiß: 0g

Anleitung: Mische den Zucker mit der Cannabis-Tinktur in einer Schüssel. Verteile die Mischung auf einem mit Backpapier ausgelegten Backblech und lasse sie bei Raumtemperatur trocknen, dabei gelegentlich umrühren. Sobald der Zucker trocken ist, brich ihn in Stücke und bewahre ihn in einem luftdichten Behälter auf.

Tipp: Ideal zum Süßen von Kaffee, Tee oder zum Bestreuen von Gebäck.

7. Cannabis-Milch

Zutaten:

- 4 Tassen Vollmilch
- 7-10 Gramm decarboxyliertes Cannabis

Zubereitungszeit: 1 Stunde
Portionen: Ergibt etwa 4 Tassen Cannabis-Milch
Nährstoffangaben pro Portion: Kalorien: 150, Fett: 8g, Kohlenhydrate: 12g, Eiweiß: 8g

Anleitung: Erhitze die Milch in einem Topf auf niedriger Stufe, bis sie leicht köchelt. Gib das decarboxylierte Cannabis hinzu und lasse die Mischung 1 Stunde köcheln, dabei gelegentlich umrühren. Gieße die Milch durch ein Käsetuch oder ein feines Sieb, um die Pflanzenreste zu entfernen. Lasse die Milch abkühlen und bewahre sie im Kühlschrank auf.

Tipp: Perfekt für heiße Schokolade, Kaffee oder als Basis für Puddings.

8. Cannabis-Kokosmilch

Zutaten:

🌿 4 Tassen Kokosmilch
🌿 7-10 Gramm decarboxyliertes Cannabis

Zubereitungszeit: 1 Stunde
Portionen: Ergibt etwa 4 Tassen Cannabis-Kokosmilch
Nährstoffangaben pro Portion: Kalorien: 230, Fett: 24g, Kohlenhydrate: 6g, Eiweiß: 2g

Anleitung: Erhitze die Kokosmilch in einem Topf auf niedriger Stufe, bis sie leicht köchelt. Gib das decarboxylierte Cannabis hinzu und lasse die Mischung 1 Stunde köcheln, dabei gelegentlich umrühren. Gieße die Kokosmilch durch ein Käsetuch oder ein feines Sieb, um die Pflanzenreste zu entfernen. Lasse die Milch abkühlen und bewahre sie im Kühlschrank auf.

Tipp: Ideal für Smoothies, Currys oder als Milchalternative.

9. Cannabis-Ghee

Zutaten:

🌿 1 Tasse Ghee
🌿 7-10 Gramm decarboxyliertes Cannabis

Zubereitungszeit: 3 Stunden
Portionen: Ergibt etwa 1 Tasse Cannabis-Ghee
Nährstoffangaben pro Portion: Kalorien: 135, Fett: 15g, Kohlenhydrate: 0g, Eiweiß: 0g

Anleitung: Schmelze das Ghee auf niedriger Stufe in einem Topf. Gib das decarboxylierte Cannabis hinzu und lasse die Mischung 2-3 Stunden köcheln, dabei gelegentlich umrühren. Gieße das Ghee durch ein Käsetuch oder ein feines Sieb, um die Pflanzenreste zu entfernen. Lasse es abkühlen und bewahre es in einem luftdichten Behälter auf.

Tipp: Ideal für indische Gerichte oder als Butterersatz.

10. Cannabis-Vanilleextrakt

Zutaten:

🌿 1 Tasse Wodka
🌿 7-10 Gramm decarboxyliertes Cannabis
🌿 2 Vanilleschoten

Zubereitungszeit: 6 Wochen
Portionen: Ergibt etwa 1 Tasse Cannabis-Vanilleextrakt
Nährstoffangaben pro Portion: Kalorien: 7, Fett: 0g, Kohlenhydrate: 0g, Eiweiß: 0g

Anleitung: Gib das decarboxylierte Cannabis und die Vanilleschoten in ein Glasgefäß. Fülle es mit Wodka und verschließe das Gefäß. Lasse die Mischung an einem kühlen, dunklen Ort 6 Wochen ziehen, dabei gelegentlich schütteln. Gieße den Extrakt durch ein Käsetuch oder ein feines Sieb, um die Pflanzenreste zu entfernen. Bewahre den Vanilleextrakt in einer dunklen Flasche auf.

Tipp: Perfekt für Backwaren, Desserts oder zum Verfeinern von Kaffee.

Mit diesen zehn Cannabis-Infusionen hast du eine solide Grundlage, um deiner Küche eine neue, aufregende Note zu verleihen. Egal ob für süße Leckereien, herzhafte Gerichte oder erfrischende Getränke – die Möglichkeiten sind endlos! Experimentiere, habe Spaß und genieße die vielen Vorteile, die Cannabis zu bieten hat.

Dosierung und Sicherheit

Bestimmen der richtigen Dosierung

Das Kochen mit Cannabis kann ein aufregendes Abenteuer sein, aber es ist wichtig, die richtige Dosierung zu bestimmen, um sicherzustellen, dass die Erfahrung angenehm und sicher ist. Hier sind einige grundlegende Schritte und Tipps, um die richtige Dosierung zu finden:

Zutaten:

- 1 Tasse Cannabutter (oder andere Cannabis-Infusionen)
- Ein Messlöffel
- Ein Notebook zur Dokumentation

Zubereitungszeit: Variiert je nach Rezept
Portionen: Variiert je nach Rezept
Nährstoffangaben: Variieren je nach Infusion und Rezept

Anleitung:

1. **Start niedrig, geh langsam:** Beginne mit einer kleinen Menge Cannabis-Infusion, besonders wenn du neu im Kochen mit Cannabis bist. Ein halber Teelöffel Cannabutter oder -öl ist ein guter Anfang.
2. **Warte ab:** Nach dem Verzehr eines cannabisinfundierten Lebensmittels solltest du mindestens 2 Stunden warten, um die Wirkung vollständig zu spüren, bevor du mehr konsumierst.
3. **Dokumentiere deine Erfahrung:** Notiere dir die Menge, die du konsumiert hast, und wie du dich fühlst. Dies hilft dir, zukünftige Dosierungen besser zu steuern und anzupassen.
4. **Berechne die Potenz:** Wenn du die Potenz deines Cannabis kennst, kannst du ungefähr die Dosierung berechnen. Ein Beispiel: Wenn dein Cannabis 15% THC enthält, bedeutet das, dass 1 Gramm etwa 150 mg THC enthält. Wenn du 7 Gramm für deine Infusion verwendest, erhältst du ungefähr 1050 mg THC in deiner gesamten Infusion. Teile diese Zahl durch die Anzahl der Portionen, um die mg THC pro Portion zu erhalten.

Tipp: Halte immer etwas CBD-reiches Cannabis oder CBD-Öl bereit. CBD kann helfen, die psychoaktiven Effekte von THC abzumildern, falls du zu viel konsumiert hast.

Tipps für sicheres Kochen und Konsumieren

Sicheres Kochen und Konsumieren von Cannabis ist entscheidend, um eine positive Erfahrung zu gewährleisten. Hier sind einige Tipps, die dir helfen können:

1. **Kennzeichnung:** Beschrifte alle Behälter mit cannabisinfundierten Lebensmitteln deutlich, um Verwechslungen zu vermeiden.
2. **Aufbewahrung:** Bewahre cannabisinfundierte Lebensmittel außerhalb der Reichweite von Kindern und Haustieren auf. Am besten in einem abschließbaren Schrank oder einem hohen Regal.
3. **Portionskontrolle:** Schneide oder teile cannabisinfundierte Lebensmittel in gleichmäßige Portionen, um die Dosierung besser kontrollieren zu können.
4. **Verantwortungsbewusst konsumieren:** Konsumiere cannabisinfundierte Lebensmittel in einer sicheren und vertrauten Umgebung, besonders wenn du zum ersten Mal probierst. Vermeide Autofahren oder das Bedienen schwerer Maschinen nach dem Konsum.
5. **Freunde und Familie informieren:** Wenn du cannabisinfundierte Lebensmittel teilst, informiere die anderen über die Dosierung und den Inhalt, damit jeder bewusst konsumiert.

Tipp: Wenn du Gäste hast, die Cannabis konsumieren möchten, biete auch nicht-infusierte Alternativen an, damit sie die Wahl haben.

Lagerung von Cannabis-Infusionen

Die richtige Lagerung deiner Cannabis-Infusionen ist entscheidend, um ihre Wirksamkeit und Frische zu bewahren. Hier sind einige einfache Schritte, um sicherzustellen, dass deine Infusionen sicher und wirksam bleiben:

Zutaten:

- Luftdichte Behälter (z.B. Einmachgläser)
- Etiketten und Stifte zur Beschriftung

Zubereitungszeit: Keine
Portionen: Variiert je nach Menge der Infusion
Nährstoffangaben: Variieren je nach Infusion

Anleitung:

1. **Luftdicht verschließen:** Bewahre deine Cannabis-Infusionen in luftdichten Behältern auf, um die Frische zu erhalten und das Eindringen von Luft zu verhindern.
2. **Kühl und dunkel lagern:** Lagere deine Infusionen an einem kühlen, dunklen Ort. Hitze und Licht können die Cannabinoide abbauen und die Wirksamkeit verringern.
3. **Beschriften:** Beschrifte deine Behälter mit dem Herstellungsdatum und der Art der Infusion (z.B. Cannabutter, Cannabis-Öl) sowie der Potenz, falls bekannt.
4. **Kühlschrank oder Gefrierfach:** Cannabutter und Cannabis-Öl können im Kühlschrank mehrere

Wochen und im Gefrierfach mehrere Monate gelagert werden. Andere Infusionen wie Tinkturen können bei Raumtemperatur in einem dunklen Schrank aufbewahrt werden.

Tipp: Kleinere Portionen einfrieren, um sie bei Bedarf einfach auftauen zu können, ohne die gesamte Infusion zu beeinträchtigen.

Mit diesen Tipps und Anleitungen bist du bestens gerüstet, um sicher und effektiv mit Cannabis in der Küche zu arbeiten. Denke immer daran, Verantwortung zu übernehmen und achtsam zu sein, um das Beste aus deinen kulinarischen Cannabis-Abenteuern herauszuholen. Viel Spaß beim Experimentieren und genießen!

Kapitel 2: Frühstücksrezepte

1. Cannabis-Smoothie

Zutaten:

- 1 Tasse gefrorene Beeren (Blaubeeren, Erdbeeren, Himbeeren)
- 1 Banane
- 1 Tasse Spinat
- 1 Tasse Mandelmilch
- 1 Esslöffel Chiasamen
- 1 Teelöffel Cannabis-Kokosöl

Zubereitungszeit: 10 Minuten
Portionen: 2
Nährstoffangaben pro Portion: Kalorien: 210, Fett: 9g, Kohlenhydrate: 34g, Eiweiß: 5g

Anleitung: Gib alle Zutaten in einen Mixer und mixe sie, bis eine glatte Konsistenz erreicht ist. Gieße den Smoothie in zwei Gläser und genieße ihn sofort. Dieser Smoothie ist eine erfrischende und gesunde Möglichkeit, deinen Tag zu beginnen!

Tipp: Füge einen Teelöffel Honig hinzu, wenn du es etwas süßer magst.

2. Cannabis-Pfannkuchen

Zutaten:

- 1 Tasse Mehl
- 1 Esslöffel Zucker
- 2 Teelöffel Backpulver
- 1/2 Teelöffel Salz
- 1 Ei
- 1 Tasse Milch
- 2 Esslöffel Cannabutter, geschmolzen

Zubereitungszeit: 20 Minuten
Portionen: 4
Nährstoffangaben pro Portion: Kalorien: 230, Fett: 10g, Kohlenhydrate: 28g, Eiweiß: 6g

Anleitung: In einer großen Schüssel das Mehl, den Zucker, das Backpulver und das Salz vermischen. In einer separaten Schüssel das Ei, die Milch und die geschmolzene Cannabutter verquirlen. Die feuchten Zutaten zu den trockenen geben und gut vermischen. Eine Pfanne bei mittlerer Hitze erhitzen und leicht einfetten. Eine kleine Menge Teig in die Pfanne geben und kochen, bis Blasen auf der Oberfläche erscheinen. Wenden und goldbraun backen.

Tipp: Mit frischen Früchten und Ahornsirup servieren.

3. Cannabis-Granola

Zutaten:

- 3 Tassen Haferflocken
- 1 Tasse Nüsse (Mandeln, Walnüsse, Haselnüsse)
- 1/2 Tasse getrocknete Früchte (Rosinen, Cranberries)
- 1/4 Tasse Honig
- 1/4 Tasse Cannabis-Kokosöl
- 1 Teelöffel Vanilleextrakt

Zubereitungszeit: 30 Minuten
Portionen: 8
Nährstoffangaben pro Portion: Kalorien: 250, Fett: 12g, Kohlenhydrate: 32g, Eiweiß: 5g

Anleitung: Heize den Ofen auf 150°C vor. In einer großen Schüssel die Haferflocken, Nüsse und getrockneten Früchte vermischen. In einem kleinen Topf den Honig und das Cannabis-Kokosöl bei niedriger Hitze erhitzen, bis sie geschmolzen sind. Den Vanilleextrakt hinzufügen und über die Hafermischung gießen. Gut vermischen und auf einem Backblech verteilen. 25-30 Minuten backen, dabei alle 10 Minuten umrühren.

Tipp: Mit Joghurt und frischem Obst genießen.

4. Cannabis-Bananenbrot

Zutaten:

🍁 2 reife Bananen
🍁 1/3 Tasse geschmolzene Cannabutter
🍁 1/2 Tasse Zucker
🍁 1 Ei, verquirlt
🍁 1 Teelöffel Vanilleextrakt
🍁 1 Teelöffel Natron
🍁 Prise Salz
🍁 1 1/2 Tassen Mehl

Zubereitungszeit: 1 Stunde
Portionen: 8
Nährstoffangaben pro Portion: Kalorien: 210, Fett: 9g, Kohlenhydrate: 30g, Eiweiß: 3g

Anleitung: Heize den Ofen auf 175°C vor. In einer großen Schüssel die Bananen zerdrücken und die geschmolzene Cannabutter hinzufügen. Den Zucker, das Ei und den Vanilleextrakt einrühren. Das Natron und das Salz hinzufügen und das Mehl unterheben. Den Teig in eine gefettete Kastenform gießen und 50-60 Minuten backen, bis ein Zahnstocher sauber herauskommt.

Tipp: Leicht warm mit Butter oder als Snack für unterwegs genießen.

5. Cannabis-Rührei

Zutaten:

- 4 Eier
- 1/4 Tasse Milch
- 2 Esslöffel Cannabis-Butter
- Salz und Pfeffer nach Geschmack
- Frische Kräuter (Petersilie, Schnittlauch) zum Garnieren

Zubereitungszeit: 10 Minuten
Portionen: 2
Nährstoffangaben pro Portion: Kalorien: 220, Fett: 18g, Kohlenhydrate: 2g, Eiweiß: 14g

Anleitung: In einer Schüssel die Eier und die Milch verquirlen. Eine Pfanne bei mittlerer Hitze erhitzen und die Cannabis-Butter schmelzen. Die Eiermischung in die Pfanne gießen und langsam rühren, bis die Eier gestockt, aber noch cremig sind. Mit Salz und Pfeffer würzen und mit frischen Kräutern garnieren.

Tipp: Mit einem Stück Toast und einem Glas Orangensaft servieren.

6. Cannabis-Avocado-Toast

Zutaten:

- 2 Scheiben Vollkornbrot
- 1 reife Avocado
- 1 Teelöffel Cannabis-Öl
- Salz und Pfeffer nach Geschmack
- Rote Paprikaflocken zum Garnieren

Zubereitungszeit: 5 Minuten
Portionen: 1
Nährstoffangaben pro Portion: Kalorien: 300, Fett: 22g, Kohlenhydrate: 24g, Eiweiß: 6g

Anleitung: Toaste das Brot, bis es goldbraun ist. Die Avocado in einer Schüssel zerdrücken und das Cannabis-Öl einrühren. Die Avocadomischung auf die Toastscheiben streichen und mit Salz, Pfeffer und roten Paprikaflocken bestreuen.

Tipp: Mit einem weich gekochten Ei für zusätzliche Proteine servieren.

7. Cannabis-Chia-Pudding

Zutaten:

- 1/4 Tasse Chiasamen
- 1 Tasse Mandelmilch
- 1 Esslöffel Ahornsirup
- 1 Teelöffel Cannabis-Öl
- Frisches Obst zum Garnieren

Zubereitungszeit: 5 Minuten + 4 Stunden Kühlzeit
Portionen: 2
Nährstoffangaben pro Portion: Kalorien: 150, Fett: 9g, Kohlenhydrate: 12g, Eiweiß: 5g

Anleitung: In einer Schüssel die Chiasamen, Mandelmilch, Ahornsirup und Cannabis-Öl vermischen. Gut umrühren und für mindestens 4 Stunden oder über Nacht im Kühlschrank quellen lassen. Mit frischem Obst garnieren und genießen.

Tipp: Eine Prise Zimt oder Vanille für zusätzlichen Geschmack hinzufügen.

8. Cannabis-Muffins

Zutaten:

🍁 2 Tassen Mehl
🍁 1/2 Tasse Zucker
🍁 2 Teelöffel Backpulver
🍁 1/2 Teelöffel Salz
🍁 1 Ei
🍁 1 Tasse Milch
🍁 1/2 Tasse Cannabis-Öl
🍁 1 Tasse Blaubeeren

Zubereitungszeit: 25 Minuten
Portionen: 12 Muffins
Nährstoffangaben pro Portion: Kalorien: 180, Fett: 8g, Kohlenhydrate: 24g, Eiweiß: 3g

Anleitung: Heize den Ofen auf 180°C vor. In einer großen Schüssel das Mehl, den Zucker, das Backpulver und das Salz vermischen. In einer separaten Schüssel das Ei, die Milch und das Cannabis-Öl verquirlen. Die feuchten Zutaten zu den trockenen geben und gut vermischen. Die Blaubeeren vorsichtig unterheben. Den Teig in ein Muffinblech füllen und 20-25 Minuten backen, bis die Muffins goldbraun sind.

Tipp: Mit etwas Butter und einem heißen Getränk genießen.

9. Cannabis-Joghurt-Parfait

Zutaten:

- 2 Tassen griechischer Joghurt
- 1/4 Tasse Cannabis-Honig
- 1 Tasse Granola
- 1 Tasse gemischte Beeren

Zubereitungszeit: 5 Minuten
Portionen: 2
Nährstoffangaben pro Portion: Kalorien: 350, Fett: 14g, Kohlenhydrate: 40g, Eiweiß: 15g

Anleitung: In zwei Gläsern abwechselnd Joghurt, Cannabis-Honig, Granola und Beeren schichten. Sofort servieren und genießen. Dieses Parfait ist nicht nur lecker, sondern auch eine nahrhafte Möglichkeit, den Tag zu beginnen.

Tipp: Mit einem Zweig frischer Minze garnieren.

10. Cannabis-Frühstücksriegel

Zutaten:

- 2 Tassen Haferflocken
- 1 Tasse Nüsse (Mandeln, Walnüsse, Haselnüsse)
- 1/2 Tasse getrocknete Früchte (Rosinen, Cranberries)
- 1/2 Tasse Erdnussbutter
- 1/4 Tasse Cannabis-Honig
- 1 Teelöffel Vanilleextrakt

Zubereitungszeit: 15 Minuten + 1 Stunde Kühlzeit
Portionen: 10 Riegel
Nährstoffangaben pro Portion: Kalorien: 220, Fett: 12g, Kohlenhydrate: 24g, Eiweiß: 6g

Anleitung: In einer großen Schüssel die Haferflocken, Nüsse und getrockneten Früchte vermischen. In einem kleinen Topf die Erdnussbutter und den Cannabis-Honig bei niedriger Hitze schmelzen. Den Vanilleextrakt hinzufügen und über die Hafermischung gießen. Gut vermischen und in eine mit Backpapier ausgelegte Backform drücken. Für mindestens eine Stunde in den Kühlschrank stellen, bis die Masse fest ist. In Riegel schneiden und genießen.

Tipp: Ideal für unterwegs oder als Snack zwischendurch.

Mit diesen zehn köstlichen und vielseitigen Frühstücksrezepten kannst du deinen Tag auf eine gesunde und entspannende Weise beginnen. Egal, ob du nach einem schnellen Smoothie oder einem herzhaften Pfannkuchen suchst – hier ist für jeden Geschmack und jede Gelegenheit etwas dabei. Viel Spaß beim Ausprobieren und guten Appetit!

Kapitel 3: Mittagessen und Snacks

1. Cannabis-Salat mit Avocado und Kichererbsen

Zutaten:

- 1 Dose Kichererbsen, abgetropft und gespült
- 1 Avocado, gewürfelt
- 1 Tasse Kirschtomaten, halbiert
- 1/2 rote Zwiebel, fein gehackt
- 1/4 Tasse frischer Koriander, gehackt
- 2 Esslöffel Cannabis-Olivenöl
- 1 Esslöffel Zitronensaft
- Salz und Pfeffer nach Geschmack

Zubereitungszeit: 15 Minuten
Portionen: 2
Nährstoffangaben pro Portion: Kalorien: 350, Fett: 20g, Kohlenhydrate: 36g, Eiweiß: 8g

Anleitung: In einer großen Schüssel Kichererbsen, Avocado, Kirschtomaten, rote Zwiebel und Koriander vermischen. Cannabis-Olivenöl und Zitronensaft hinzufügen und gut umrühren. Mit Salz und Pfeffer abschmecken und sofort servieren.

Tipp: Füge ein hartgekochtes Ei oder gegrilltes Hähnchen für extra Protein hinzu.

2. Cannabis-Quinoa-Bowl

Zutaten:

- 1 Tasse gekochte Quinoa
- 1/2 Tasse geriebene Karotten
- 1/2 Tasse gehackte Gurke
- 1/2 Tasse Kichererbsen, abgetropft und gespült
- 1/4 Tasse gehackte rote Paprika
- 2 Esslöffel Cannabis-Tahini-Dressing (siehe Rezept unten)

Zubereitungszeit: 15 Minuten
Portionen: 2
Nährstoffangaben pro Portion: Kalorien: 300, Fett: 15g, Kohlenhydrate: 34g, Eiweiß: 8g

Anleitung: In einer Schüssel Quinoa, Karotten, Gurke, Kichererbsen und Paprika vermischen. Cannabis-Tahini-Dressing darüber geben und gut umrühren. Sofort servieren.

Tipp: Diese Bowl kann leicht vorbereitet und im Kühlschrank aufbewahrt werden – perfekt für ein schnelles Mittagessen.

Cannabis-Tahini-Dressing:

- 1/4 Tasse Tahini
- 1 Esslöffel Zitronensaft
- 1 Teelöffel Cannabis-Öl
- 1/4 Tasse Wasser
- Salz und Pfeffer nach Geschmack

Alle Zutaten in einer kleinen Schüssel vermischen und gut umrühren, bis das Dressing glatt ist.

3. Cannabis-Hummus

Zutaten:

- 1 Dose Kichererbsen, abgetropft und gespült
- 1/4 Tasse Tahini
- 1/4 Tasse Zitronensaft
- 2 Esslöffel Olivenöl
- 1 Teelöffel Cannabis-Öl
- 1 Knoblauchzehe, gehackt
- 1/2 Teelöffel Kreuzkümmel
- Salz nach Geschmack
- Wasser nach Bedarf

Zubereitungszeit: 10 Minuten
Portionen: 4
Nährstoffangaben pro Portion: Kalorien: 150, Fett: 9g, Kohlenhydrate: 14g, Eiweiß: 4g

Anleitung: Alle Zutaten in einen Mixer oder eine Küchenmaschine geben und pürieren, bis die Mischung glatt ist. Bei Bedarf Wasser hinzufügen, um die gewünschte Konsistenz zu erreichen. In eine Schüssel füllen und mit einem Spritzer Olivenöl und einer Prise Paprika garnieren.

Tipp: Mit frischem Gemüse oder Pita-Chips servieren.

4. Cannabis-Tomaten-Basilikum-Suppe

Zutaten:

- 1 Esslöffel Olivenöl
- 1 Zwiebel, gehackt
- 2 Knoblauchzehen, gehackt
- 1 Dose gehackte Tomaten
- 2 Tassen Gemüsebrühe
- 1/4 Tasse frisches Basilikum, gehackt
- 1 Teelöffel Cannabis-Öl
- Salz und Pfeffer nach Geschmack

Zubereitungszeit: 30 Minuten
Portionen: 4
Nährstoffangaben pro Portion: Kalorien: 120, Fett: 5g, Kohlenhydrate: 18g, Eiweiß: 2g

Anleitung: In einem großen Topf Olivenöl erhitzen und die Zwiebel und den Knoblauch anbraten, bis sie weich sind. Gehackte Tomaten und Gemüsebrühe hinzufügen und zum Kochen bringen. Hitze reduzieren und 20 Minuten köcheln lassen. Basilikum und Cannabis-Öl hinzufügen und die Suppe mit einem Stabmixer pürieren, bis sie glatt ist. Mit Salz und Pfeffer abschmecken und servieren.

Tipp: Mit einem Stück knusprigem Brot genießen.

5. Cannabis-Pesto-Pasta

Zutaten:

- 2 Tassen frisches Basilikum
- 1/4 Tasse Pinienkerne
- 2 Knoblauchzehen
- 1/2 Tasse geriebener Parmesan
- 1/4 Tasse Olivenöl
- 1 Teelöffel Cannabis-Öl
- 1 Pfund Pasta nach Wahl
- Salz und Pfeffer nach Geschmack

Zubereitungszeit: 20 Minuten
Portionen: 4
Nährstoffangaben pro Portion: Kalorien: 450, Fett: 20g, Kohlenhydrate: 55g, Eiweiß: 12g

Anleitung: In einem Mixer oder einer Küchenmaschine Basilikum, Pinienkerne, Knoblauch, Parmesan, Olivenöl und Cannabis-Öl pürieren, bis das Pesto glatt ist. In der Zwischenzeit die Pasta nach Packungsanweisung kochen. Die abgetropfte Pasta mit dem Pesto vermischen und sofort servieren.

Tipp: Mit geriebenem Parmesan und frischem Basilikum garnieren.

6. Cannabis-Guacamole

Zutaten:

- 3 reife Avocados
- 1 Limette, entsaftet
- 1 Teelöffel Cannabis-Öl
- 1 kleine Zwiebel, fein gehackt
- 1 Knoblauchzehe, gehackt
- 1 kleine Tomate, fein gehackt
- Salz und Pfeffer nach Geschmack

Zubereitungszeit: 10 Minuten
Portionen: 4
Nährstoffangaben pro Portion: Kalorien: 160, Fett: 15g, Kohlenhydrate: 8g, Eiweiß: 2g

Anleitung: Die Avocados in einer Schüssel zerdrücken und den Limettensaft und das Cannabis-Öl einrühren. Zwiebel, Knoblauch und Tomate hinzufügen und gut vermischen. Mit Salz und Pfeffer abschmecken und sofort servieren.

Tipp: Mit Tortilla-Chips oder Gemüsesticks servieren.

7. Cannabis-Spinatsalat mit Erdbeeren und Feta

Zutaten:

- 4 Tassen frischer Spinat
- 1 Tasse Erdbeeren, in Scheiben geschnitten
- 1/4 Tasse zerbröselter Feta-Käse
- 1/4 Tasse gehackte Walnüsse
- 2 Esslöffel Cannabis-Olivenöl
- 1 Esslöffel Balsamico-Essig
- Salz und Pfeffer nach Geschmack

Zubereitungszeit: 10 Minuten
Portionen: 2
Nährstoffangaben pro Portion: Kalorien: 250, Fett: 20g, Kohlenhydrate: 15g, Eiweiß: 6g

Anleitung: In einer großen Schüssel Spinat, Erdbeeren, Feta und Walnüsse vermischen. Cannabis-Olivenöl und Balsamico-Essig hinzufügen und gut umrühren. Mit Salz und Pfeffer abschmecken und sofort servieren.

Tipp: Für eine herzhaftere Variante gegrilltes Hähnchen hinzufügen.

8. Cannabis-Quesadilla

Zutaten:

- 4 Weizentortillas
- 1 Tasse geriebener Cheddar-Käse
- 1/2 Tasse schwarze Bohnen, abgetropft und gespült
- 1/2 Tasse gehackte rote Paprika
- 2 Esslöffel Cannabis-Öl
- Salsa und Sauerrahm zum Servieren

Zubereitungszeit: 15 Minuten
Portionen: 2
Nährstoffangaben pro Portion: Kalorien: 400, Fett: 20g, Kohlenhydrate: 38g, Eiweiß: 15g

Anleitung: Eine Pfanne bei mittlerer Hitze erhitzen und 1 Esslöffel Cannabis-Öl hinzufügen. Eine Tortilla in die Pfanne legen und mit Käse, Bohnen und Paprika belegen. Eine zweite Tortilla darauflegen und leicht andrücken. Kochen, bis der Käse geschmolzen ist und die Tortilla goldbraun ist, dann wenden und die andere Seite kochen. In Viertel schneiden und mit Salsa und Sauerrahm servieren.

Tipp: Mit Jalapeños für eine würzige Note verfeinern.

9. Cannabis-Falafel

Zutaten:

- 1 Dose Kichererbsen, abgetropft und gespült
- 1 kleine Zwiebel, grob gehackt
- 2 Knoblauchzehen, gehackt
- 1/4 Tasse frische Petersilie
- 1 Teelöffel Kreuzkümmel
- 1 Teelöffel Backpulver
- 2 Esslöffel Cannabis-Öl
- Salz und Pfeffer nach Geschmack

Zubereitungszeit: 30 Minuten
Portionen: 4
Nährstoffangaben pro Portion: Kalorien: 180, Fett: 9g, Kohlenhydrate: 20g, Eiweiß: 6g

Anleitung: Kichererbsen, Zwiebel, Knoblauch, Petersilie, Kreuzkümmel und Backpulver in einem Mixer oder einer Küchenmaschine pürieren, bis die Mischung grob ist. Mit Salz und Pfeffer abschmecken. Kleine Kugeln formen und flach drücken. In einer Pfanne bei mittlerer Hitze das Cannabis-Öl erhitzen und die Falafel braten, bis sie goldbraun und knusprig sind. Mit Hummus oder in einem Pita-Brot servieren.

Tipp: Mit frischem Gemüse und Tahini-Sauce genießen.

10. Cannabis-Süßkartoffel-Pommes

Zutaten:

- 2 große Süßkartoffeln, in Stifte geschnitten
- 2 Esslöffel Olivenöl
- 1 Teelöffel Cannabis-Öl
- 1/2 Teelöffel Paprikapulver
- 1/2 Teelöffel Knoblauchpulver
- Salz und Pfeffer nach Geschmack

Zubereitungszeit: 30 Minuten
Portionen: 2
Nährstoffangaben pro Portion: Kalorien: 220, Fett: 10g, Kohlenhydrate: 30g, Eiweiß: 2g

Anleitung: Heize den Ofen auf 200°C vor. Die Süßkartoffelstifte in eine Schüssel geben und mit Olivenöl, Cannabis-Öl, Paprikapulver, Knoblauchpulver, Salz und Pfeffer vermischen. Auf einem Backblech verteilen und 25-30 Minuten backen, bis sie knusprig sind. Gelegentlich wenden.

Tipp: Mit einem Joghurt-Dip servieren.

11. Cannabis-Caprese-Sandwich

Zutaten:

- 4 Scheiben Ciabatta-Brot
- 1 große Tomate, in Scheiben geschnitten
- 1 Kugel frischer Mozzarella, in Scheiben geschnitten
- 1/4 Tasse frisches Basilikum
- 2 Esslöffel Cannabis-Olivenöl
- Balsamico-Essig nach Geschmack
- Salz und Pfeffer nach Geschmack

Zubereitungszeit: 10 Minuten
Portionen: 2
Nährstoffangaben pro Portion: Kalorien: 350, Fett: 20g, Kohlenhydrate: 28g, Eiweiß: 12g

Anleitung: Ciabatta-Brot leicht toasten. Tomaten- und Mozzarellascheiben auf das Brot legen, frisches Basilikum hinzufügen. Mit Cannabis-Olivenöl und Balsamico-Essig beträufeln, mit Salz und Pfeffer abschmecken. Zweite Brotscheibe darauflegen und leicht andrücken.

Tipp: Für extra Knusprigkeit in einer Pfanne leicht anrösten.

12. Cannabis-Gemüse-Sticks mit Joghurt-Dip

Zutaten:

- 1 Gurke, in Sticks geschnitten
- 2 Karotten, in Sticks geschnitten
- 1 rote Paprika, in Sticks geschnitten
- 1 Tasse griechischer Joghurt
- 1 Teelöffel Cannabis-Öl
- 1 Knoblauchzehe, gehackt
- 1 Esslöffel Zitronensaft
- Salz und Pfeffer nach Geschmack

Zubereitungszeit: 10 Minuten
Portionen: 2
Nährstoffangaben pro Portion: Kalorien: 100, Fett: 5g, Kohlenhydrate: 8g, Eiweiß: 6g

Anleitung: Das Gemüse in Sticks schneiden und auf einer Platte anrichten. Für den Dip Joghurt, Cannabis-Öl, gehackten Knoblauch und Zitronensaft in einer kleinen Schüssel vermischen. Mit Salz und Pfeffer abschmecken und zusammen mit den Gemüsesticks servieren.

Tipp: Perfekt für einen gesunden Snack oder als leichte Vorspeise.

Mit diesen zwölf köstlichen und kreativen Rezepten für Mittagessen und Snacks kannst du dein kulinarisches Repertoire erweitern und die Vorteile von Cannabis in deiner täglichen Ernährung genießen. Egal, ob du nach etwas Leichtem und Gesundem oder nach einem herzhaften Snack suchst, hier ist für jeden etwas dabei. Viel Spaß beim Kochen und guten Appetit!

Kapitel 4: Hauptgerichte

Kapitel 4: Hauptgerichte Vegetarisch

1. Cannabis-Quinoa-Bowl

Zutaten:

- 1 Tasse Quinoa
- 2 Tassen Gemüsebrühe
- 1/2 Tasse geriebene Karotten
- 1/2 Tasse gehackte Gurke
- 1/2 Tasse Kichererbsen, abgetropft und gespült
- 1/4 Tasse gehackte rote Paprika
- 2 Esslöffel Cannabis-Tahini-Dressing (siehe Rezept unten)

Zubereitungszeit: 30 Minuten
Portionen: 2
Nährstoffangaben pro Portion: Kalorien: 400, Fett: 18g, Kohlenhydrate: 50g, Eiweiß: 12g

Anleitung: Quinoa in der Gemüsebrühe nach Packungsanweisung kochen. In einer Schüssel Karotten, Gurke, Kichererbsen und rote Paprika vermischen. Quinoa hinzufügen und gut umrühren. Mit Cannabis-Tahini-Dressing beträufeln und sofort servieren.

Tipp: Diese Bowl kann leicht vorbereitet und im Kühlschrank aufbewahrt werden – perfekt für ein schnelles Mittagessen.

Cannabis-Tahini-Dressing:

- 🍁 1/4 Tasse Tahini
- 🍁 1 Esslöffel Zitronensaft
- 🍁 1 Teelöffel Cannabis-Öl
- 🍁 1/4 Tasse Wasser
- 🍁 Salz und Pfeffer nach Geschmack

Alle Zutaten in einer kleinen Schüssel vermischen und gut umrühren, bis das Dressing glatt ist.

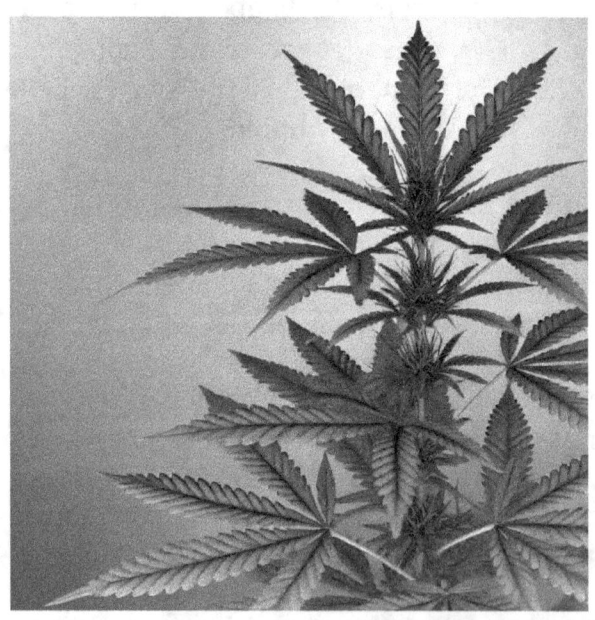

2. Cannabis-Gemüse-Curry

Zutaten:

- 1 Esslöffel Olivenöl
- 1 Zwiebel, gehackt
- 2 Knoblauchzehen, gehackt
- 1 Esslöffel frischer Ingwer, gerieben
- 1 Tasse gehackte Karotten
- 1 Tasse gewürfelte Süßkartoffeln
- 1 Tasse grüne Bohnen, in Stücke geschnitten
- 1 Dose Kokosmilch
- 2 Esslöffel rote Currypaste
- 1 Teelöffel Cannabis-Öl
- 1 Tasse Gemüsebrühe
- 1 Tasse Erbsen
- Salz und Pfeffer nach Geschmack
- Frischer Koriander zum Garnieren

Zubereitungszeit: 40 Minuten
Portionen: 4
Nährstoffangaben pro Portion: Kalorien: 350, Fett: 20g, Kohlenhydrate: 40g, Eiweiß: 6g
Anleitung: Olivenöl in einem großen Topf erhitzen und die Zwiebel, den Knoblauch und den Ingwer darin anbraten, bis sie weich sind. Karotten, Süßkartoffeln und grüne Bohnen hinzufügen und 5 Minuten anbraten. Kokosmilch, Currypaste und Gemüsebrühe einrühren und zum Kochen bringen. Hitze reduzieren und 20 Minuten köcheln lassen, bis das Gemüse weich ist. Erbsen und Cannabis-Öl hinzufügen und weitere 5 Minuten köcheln lassen. Mit Salz und Pfeffer abschmecken. Mit frischem Koriander garnieren und sofort servieren.
Tipp: Mit Basmatireis oder Naan-Brot servieren.

3. Cannabis-Spinat-Lasagne

Zutaten:

- 9 Lasagneblätter
- 2 Esslöffel Olivenöl
- 1 Zwiebel, gehackt
- 2 Knoblauchzehen, gehackt
- 500g frischer Spinat
- 1 Teelöffel Cannabis-Öl
- 500g Ricotta
- 1 Ei
- 2 Tassen geriebener Mozzarella
- 1 Tasse geriebener Parmesan
- 3 Tassen Tomatensauce
- Salz und Pfeffer nach Geschmack

Zubereitungszeit: 1 Stunde
Portionen: 6
Nährstoffangaben pro Portion: Kalorien: 450, Fett: 25g, Kohlenhydrate: 40g, Eiweiß: 20g
Anleitung: Den Ofen auf 180°C vorheizen. Lasagneblätter nach Packungsanweisung kochen. Olivenöl in einer Pfanne erhitzen und die Zwiebel und den Knoblauch darin anbraten, bis sie weich sind. Den Spinat hinzufügen und 5 Minuten kochen, bis er zusammengefallen ist. Mit Salz und Pfeffer abschmecken und das Cannabis-Öl einrühren. In einer Schüssel Ricotta, Ei, 1 Tasse Mozzarella und 1/2 Tasse Parmesan vermischen. Eine Auflaufform mit etwas Tomatensauce ausstreichen. Abwechselnd Lasagneblätter, Ricotta-Mischung, Spinat und Tomatensauce schichten. Mit einer Schicht Lasagneblätter abschließen und die restliche Tomatensauce sowie den restlichen Mozzarella und Parmesan darüber verteilen. 35-40 Minuten backen, bis der Käse goldbraun ist.
Tipp: Mit einem grünen Salat servieren.

4. Cannabis-Auberginen-Parmesan

Zutaten:

- 2 große Auberginen, in Scheiben geschnitten
- 1 Teelöffel Salz
- 1 Tasse Mehl
- 2 Eier, verquirlt
- 1 Tasse Semmelbrösel
- 1/2 Tasse geriebener Parmesan
- 1/4 Tasse Cannabis-Öl
- 2 Tassen Tomatensauce
- 1 Tasse geriebener Mozzarella
- Frisches Basilikum zum Garnieren

Zubereitungszeit: 45 Minuten
Portionen: 4
Nährstoffangaben pro Portion: Kalorien: 400, Fett: 25g, Kohlenhydrate: 40g, Eiweiß: 15g

Anleitung: Die Auberginenscheiben mit Salz bestreuen und 10 Minuten ziehen lassen. Dann abspülen und trocken tupfen. Die Auberginenscheiben zuerst in Mehl, dann in Ei und schließlich in einer Mischung aus Semmelbröseln und Parmesan wälzen. Das Cannabis-Öl in einer großen Pfanne erhitzen und die Auberginenscheiben darin goldbraun braten. Eine Auflaufform mit etwas Tomatensauce ausstreichen und die Auberginenscheiben darauf schichten. Mit restlicher Tomatensauce und Mozzarella bestreuen. Im vorgeheizten Ofen bei 180°C 25-30 Minuten backen, bis der Käse geschmolzen und goldbraun ist. Mit frischem Basilikum garnieren und servieren.

Tipp: Mit Pasta oder knusprigem Brot servieren.

5. Cannabis-Gemüse-Paella

Zutaten:

- 2 Esslöffel Olivenöl
- 1 Zwiebel, gehackt
- 2 Knoblauchzehen, gehackt
- 1 rote Paprika, in Streifen geschnitten
- 1 gelbe Paprika, in Streifen geschnitten
- 1 Tasse grüne Bohnen, in Stücke geschnitten
- 1 Tasse Erbsen
- 1 Tasse Artischockenherzen, abgetropft und geviertelt
- 1 1/2 Tassen Paella-Reis
- 3 Tassen Gemüsebrühe
- 1 Teelöffel Paprikapulver
- 1/4 Teelöffel Safranfäden
- 1 Teelöffel Cannabis-Öl
- Salz und Pfeffer nach Geschmack
- Zitronenspalten zum Servieren

Zubereitungszeit: 40 Minuten
Portionen: 4
Nährstoffangaben pro Portion: Kalorien: 350, Fett: 15g, Kohlenhydrate: 45g, Eiweiß: 7g
Anleitung: Olivenöl in einer großen Pfanne erhitzen und die Zwiebel und den Knoblauch darin anbraten, bis sie weich sind. Paprika, grüne Bohnen, Erbsen und Artischockenherzen hinzufügen und 5 Minuten anbraten. Paella-Reis hinzufügen und gut umrühren. Gemüsebrühe, Paprikapulver und Safranfäden einrühren. Zum Kochen bringen, dann die Hitze reduzieren und 20 Minuten köcheln lassen, bis der Reis gar ist. Das Cannabis-Öl einrühren und mit Salz und Pfeffer abschmecken. Mit Zitronenspalten servieren.
Tipp: Mit frischem Brot und einem grünen Salat genießen.

6. Cannabis-Ratatouille

Zutaten:

- 2 Esslöffel Olivenöl
- 1 Zwiebel, gehackt
- 2 Knoblauchzehen, gehackt
- 1 Aubergine, in Würfel geschnitten
- 1 Zucchini, in Scheiben geschnitten
- 1 rote Paprika, in Streifen geschnitten
- 1 gelbe Paprika, in Streifen geschnitten
- 2 Tassen Tomaten, gehackt
- 1 Teelöffel getrockneter Thymian
- 1 Teelöffel getrockneter Basilikum
- 1 Teelöffel Cannabis-Öl
- Salz und Pfeffer nach Geschmack
- Frisches Basilikum zum Garnieren

Zubereitungszeit: 45 Minuten
Portionen: 4
Nährstoffangaben pro Portion: Kalorien: 250, Fett: 15g, Kohlenhydrate: 25g, Eiweiß: 5g

Anleitung: Olivenöl in einem großen Topf erhitzen und die Zwiebel und den Knoblauch darin anbraten, bis sie weich sind. Aubergine, Zucchini und Paprika hinzufügen und 10 Minuten anbraten, bis das Gemüse weich ist. Tomaten, Thymian und Basilikum hinzufügen und gut umrühren. 20 Minuten köcheln lassen, bis das Gemüse weich und die Aromen gut vermischt sind. Das Cannabis-Öl einrühren und mit Salz und Pfeffer abschmecken. Mit frischem Basilikum garnieren und servieren.

Tipp: Mit knusprigem Brot und einem grünen Salat servieren.

7. Cannabis-Risotto mit Pilzen

Zutaten:

- 1 Tasse Arborio-Reis
- 4 Tassen Gemüsebrühe
- 1 Zwiebel, fein gehackt
- 2 Knoblauchzehen, gehackt
- 1 Tasse Champignons, in Scheiben geschnitten
- 1/2 Tasse Weißwein (optional)
- 1/4 Tasse geriebener Parmesan
- 1 Teelöffel Cannabis-Öl
- 2 Esslöffel Butter
- Salz und Pfeffer nach Geschmack

Zubereitungszeit: 40 Minuten
Portionen: 4
Nährstoffangaben pro Portion: Kalorien: 350, Fett: 15g, Kohlenhydrate: 40g, Eiweiß: 10g

Anleitung: Die Gemüsebrühe in einem Topf erhitzen und warm halten. In einer großen Pfanne die Butter schmelzen und die Zwiebel und den Knoblauch darin anbraten, bis sie weich sind. Die Champignons hinzufügen und weiterbraten, bis sie goldbraun sind. Den Reis hinzufügen und unter Rühren anbraten, bis er glasig ist. Den Weißwein hinzufügen und rühren, bis er verdampft ist. Nach und nach die heiße Brühe schöpfkellenweise hinzufügen, dabei ständig rühren und warten, bis die Flüssigkeit aufgenommen ist, bevor mehr hinzugefügt wird. Dies dauert etwa 20 Minuten. Den Parmesan und das Cannabis-Öl einrühren und mit Salz und Pfeffer abschmecken.

Tipp: Mit frischem Basilikum oder Petersilie garnieren.

8. Cannabis-Pizza Margherita

Zutaten:

- 🌿 1 fertiger Pizzateig
- 🌿 1/2 Tasse Tomatensauce
- 🌿 2 Tassen geriebener Mozzarella
- 🌿 1 große Tomate, in Scheiben geschnitten
- 🌿 1 Teelöffel Cannabis-Öl
- 🌿 Frisches Basilikum zum Garnieren
- 🌿 Salz und Pfeffer nach Geschmack

Zubereitungszeit: 20 Minuten
Portionen: 2
Nährstoffangaben pro Portion: Kalorien: 600, Fett: 30g, Kohlenhydrate: 60g, Eiweiß: 25g

Anleitung: Heize den Ofen auf 220°C vor. Den Pizzateig auf einem Backblech ausrollen und mit Tomatensauce bestreichen. Mozzarella und Tomatenscheiben darauf verteilen. Das Cannabis-Öl gleichmäßig über die Pizza träufeln und mit Salz und Pfeffer würzen. Im Ofen 15-20 Minuten backen, bis der Käse geschmolzen und der Teig goldbraun ist. Mit frischem Basilikum garnieren und sofort servieren.

Tipp: Für eine extra knusprige Kruste den Pizzateig vor dem Belegen 5 Minuten vorbacken.

9. Cannabis-Tofu-Stir-Fry

Zutaten:

- 1 Block Tofu, in Würfel geschnitten
- 1 rote Paprika, in Streifen geschnitten
- 1 grüne Paprika, in Streifen geschnitten
- 1 Karotte, in dünne Scheiben geschnitten
- 1 Zucchini, in Scheiben geschnitten
- 1 Zwiebel, in Streifen geschnitten
- 2 Knoblauchzehen, gehackt
- 1 Teelöffel frischer Ingwer, gerieben
- 1/4 Tasse Sojasauce
- 1 Teelöffel Cannabis-Öl
- 2 Esslöffel Pflanzenöl
- 1 Teelöffel Sesamöl
- 2 Tassen gekochter Reis

Zubereitungszeit: 30 Minuten
Portionen: 4
Nährstoffangaben pro Portion: Kalorien: 350, Fett: 20g, Kohlenhydrate: 30g, Eiweiß: 15g

Anleitung: In einer großen Pfanne das Pflanzenöl erhitzen und den Tofu darin goldbraun braten. Aus der Pfanne nehmen und beiseitestellen. In derselben Pfanne das Gemüse, Knoblauch und Ingwer anbraten, bis das Gemüse weich ist. Den Tofu zurück in die Pfanne geben und mit Sojasauce und Cannabis-Öl vermischen. Weiterbraten, bis alles gut erhitzt ist. Mit Sesamöl beträufeln und mit gekochtem Reis servieren.

Tipp: Mit gehackten Frühlingszwiebeln und Sesamsamen garnieren.

Diese sechs köstlichen und abwechslungsreichen vegetarischen Hauptgerichte bieten dir eine wunderbare Möglichkeit, Cannabis auf kreative und genussvolle Weise in deine Mahlzeiten zu integrieren. Von herzhaften Pastagerichten bis hin zu exotischen Currys ist für jeden Geschmack etwas dabei. Viel Spaß beim Kochen und guten Appetit!

Kapitel 4: Hauptgerichte mit Fisch

1. Cannabis-Zitronen-Knoblauch-Lachs

Zutaten:
- 4 Lachsfilets
- 2 Esslöffel Olivenöl
- 2 Knoblauchzehen, gehackt
- Saft und Schale einer Zitrone
- 1 Teelöffel Cannabis-Öl
- Salz und Pfeffer nach Geschmack
- Frische Petersilie zum Garnieren

Zubereitungszeit: 20 Minuten
Portionen: 4
Nährstoffangaben pro Portion: Kalorien: 350, Fett: 25g, Kohlenhydrate: 2g, Eiweiß: 30g
Anleitung: Den Ofen auf 200°C vorheizen. Olivenöl, Knoblauch, Zitronensaft und -schale sowie Cannabis-Öl in einer kleinen Schüssel vermischen. Lachsfilets auf ein mit Backpapier ausgelegtes Backblech legen und mit der Öl-Knoblauch-Mischung bestreichen. Mit Salz und Pfeffer würzen. Im vorgeheizten Ofen 12-15 Minuten backen, bis der Lachs gar ist. Mit frischer Petersilie garnieren und sofort servieren.
Tipp: Mit gebratenem Gemüse und Quinoa oder Reis servieren.

2. Cannabis-Fisch-Tacos

Zutaten:

- 1 Pfund Weißfischfilets (z.B. Kabeljau oder Tilapia)
- 1 Teelöffel Kreuzkümmel
- 1 Teelöffel Paprikapulver
- 1/2 Teelöffel Salz
- 1/4 Teelöffel Pfeffer
- 1 Teelöffel Cannabis-Öl
- 8 kleine Tortillas
- 2 Tassen Krautsalat
- 1 Avocado, in Scheiben geschnitten
- Limettenspalten zum Servieren

Zubereitungszeit: 20 Minuten
Portionen: 4
Nährstoffangaben pro Portion: Kalorien: 350, Fett: 15g, Kohlenhydrate: 30g, Eiweiß: 20g

Anleitung: Den Fisch in gleichmäßige Streifen schneiden und mit Kreuzkümmel, Paprikapulver, Salz und Pfeffer würzen. Eine Pfanne bei mittlerer Hitze erhitzen und das Cannabis-Öl hinzufügen. Den Fisch 3-4 Minuten pro Seite braten, bis er durchgegart ist. Die Tortillas kurz in der Pfanne erwärmen. Fischstreifen auf die Tortillas legen und mit Krautsalat und Avocadoscheiben belegen. Mit Limettenspalten servieren.

Tipp: Für extra Würze eine scharfe Sauce hinzufügen.

3. Cannabis-Zitronen-Basilikum-Forelle

Zutaten:

- 4 Forellenfilets
- 2 Esslöffel Olivenöl
- 1 Zitrone, in Scheiben geschnitten
- 1 Teelöffel Cannabis-Öl
- 1/4 Tasse frisches Basilikum, gehackt
- Salz und Pfeffer nach Geschmack

Zubereitungszeit: 20 Minuten
Portionen: 4
Nährstoffangaben pro Portion: Kalorien: 320, Fett: 22g, Kohlenhydrate: 3g, Eiweiß: 27g

Anleitung: Den Ofen auf 200°C vorheizen. Olivenöl und Cannabis-Öl in einer kleinen Schüssel vermischen. Forellenfilets auf ein mit Backpapier ausgelegtes Backblech legen und mit der Öl-Mischung bestreichen. Zitronenscheiben und gehacktes Basilikum auf die Filets legen. Mit Salz und Pfeffer würzen. Im vorgeheizten Ofen 12-15 Minuten backen, bis die Forelle gar ist. Sofort servieren.

Tipp: Mit gedämpftem Spargel und Kartoffeln servieren.

4. Cannabis-Butter-Knoblauch-Garnelen

Zutaten:

- 1 Pfund Garnelen, geschält und entdarmt
- 2 Esslöffel Cannabis-Butter
- 3 Knoblauchzehen, gehackt
- Saft einer Zitrone
- 1/4 Tasse frische Petersilie, gehackt
- Salz und Pfeffer nach Geschmack

Zubereitungszeit: 15 Minuten
Portionen: 4
Nährstoffangaben pro Portion: Kalorien: 220, Fett: 12g, Kohlenhydrate: 3g, Eiweiß: 20g

Anleitung: Die Cannabis-Butter in einer großen Pfanne bei mittlerer Hitze schmelzen. Knoblauch hinzufügen und 1 Minute anbraten, bis er duftet. Garnelen hinzufügen und 3-4 Minuten kochen, bis sie rosa und durchgegart sind. Zitronensaft und gehackte Petersilie einrühren. Mit Salz und Pfeffer abschmecken und sofort servieren.

Tipp: Mit Reis oder Pasta und einem grünen Salat servieren.

5. Cannabis-Zitronen-Dill-Lachs

Zutaten:

- 4 Lachsfilets
- 2 Esslöffel Olivenöl
- 1 Teelöffel Cannabis-Öl
- 2 Esslöffel frischer Dill, gehackt
- Saft und Schale einer Zitrone
- Salz und Pfeffer nach Geschmack

Zubereitungszeit: 20 Minuten
Portionen: 4
Nährstoffangaben pro Portion: Kalorien: 350, Fett: 25g, Kohlenhydrate: 2g, Eiweiß: 30g

Anleitung: Den Ofen auf 200°C vorheizen. Olivenöl, Cannabis-Öl, Dill, Zitronensaft und -schale in einer kleinen Schüssel vermischen. Lachsfilets auf ein mit Backpapier ausgelegtes Backblech legen und mit der Öl-Mischung bestreichen. Mit Salz und Pfeffer würzen. Im vorgeheizten Ofen 12-15 Minuten backen, bis der Lachs gar ist. Sofort servieren.

Tipp: Mit geröstetem Gemüse und Quinoa oder Reis servieren.

6. Cannabis-Pesto-Lachs

Zutaten:

- 4 Lachsfilets
- 1/2 Tasse Pesto (selbstgemacht oder gekauft)
- 1 Teelöffel Cannabis-Öl
- 1/4 Tasse geriebener Parmesan
- Salz und Pfeffer nach Geschmack

Zubereitungszeit: 20 Minuten
Portionen: 4
Nährstoffangaben pro Portion: Kalorien: 400, Fett: 28g, Kohlenhydrate: 3g, Eiweiß: 30g

Anleitung: Den Ofen auf 200°C vorheizen. Pesto und Cannabis-Öl in einer kleinen Schüssel vermischen. Lachsfilets auf ein mit Backpapier ausgelegtes Backblech legen und mit der Pesto-Mischung bestreichen. Mit Parmesan bestreuen und mit Salz und Pfeffer würzen. Im vorgeheizten Ofen 12-15 Minuten backen, bis der Lachs gar ist. Sofort servieren.

Tipp: Mit Pasta oder einem gemischten Salat servieren.

Diese sechs köstlichen Fischgerichte bieten dir eine wunderbare Möglichkeit, Cannabis auf kreative und genussvolle Weise in deine Mahlzeiten zu integrieren. Von herzhaften Lachsgerichten bis hin zu würzigen Fisch-Tacos ist für jeden Geschmack etwas dabei. Viel Spaß beim Kochen und guten Appetit!

Kapitel 4: Hauptgerichte mit Fleisch

1. Cannabis-Spaghetti Bolognese

Zutaten:

- 1 Pfund Hackfleisch (Rind oder gemischt)
- 1 Zwiebel, gehackt
- 2 Knoblauchzehen, gehackt
- 1 Dose gehackte Tomaten
- 1/4 Tasse Tomatenmark
- 1/4 Tasse Rotwein (optional)
- 2 Teelöffel getrockneter Oregano
- 1 Teelöffel getrocknetes Basilikum
- 1 Teelöffel Cannabis-Öl
- Salz und Pfeffer nach Geschmack
- 1 Pfund Spaghetti
- Parmesan zum Servieren

Zubereitungszeit: 45 Minuten

Portionen: 4

Nährstoffangaben pro Portion: Kalorien: 500, Fett: 20g, Kohlenhydrate: 50g, Eiweiß: 25g

Anleitung: In einer großen Pfanne das Hackfleisch anbraten, bis es braun ist. Zwiebel und Knoblauch hinzufügen und weiterbraten, bis die Zwiebel weich ist. Gehackte Tomaten, Tomatenmark, Rotwein (falls verwendet), Oregano und Basilikum hinzufügen. Mit Salz und Pfeffer abschmecken und bei niedriger Hitze 20 Minuten köcheln lassen. In der Zwischenzeit die Spaghetti nach Packungsanweisung kochen. Das Cannabis-Öl in die Sauce einrühren und die Sauce über die abgetropften Spaghetti gießen. Mit Parmesan bestreuen und sofort servieren.

Tipp: Für extra Gemüse, gehackte Karotten und Sellerie zur Sauce hinzufügen.

2. Cannabis-Curry mit Hühnchen

Zutaten:

- 1 Pfund Hähnchenbrust, gewürfelt
- 1 Zwiebel, gehackt
- 2 Knoblauchzehen, gehackt
- 1 Esslöffel frischer Ingwer, gerieben
- 1 Dose Kokosmilch
- 2 Esslöffel Currypulver
- 1 Teelöffel Cannabis-Öl
- 1 Tasse Gemüsebrühe
- 1 Tasse Erbsen
- 1 rote Paprika, in Streifen geschnitten
- Salz und Pfeffer nach Geschmack
- Koriander zum Garnieren
- 2 Tassen gekochter Reis

Zubereitungszeit: 30 Minuten
Portionen: 4
Nährstoffangaben pro Portion: Kalorien: 400, Fett: 20g, Kohlenhydrate: 30g, Eiweiß: 25g

Anleitung: In einer großen Pfanne das Hähnchen anbraten, bis es goldbraun ist. Zwiebel, Knoblauch und Ingwer hinzufügen und weiterbraten, bis die Zwiebel weich ist. Currypulver hinzufügen und kurz mitbraten. Kokosmilch und Gemüsebrühe einrühren, dann Erbsen und Paprika hinzufügen. Bei niedriger Hitze 15 Minuten köcheln lassen, bis das Gemüse weich ist. Cannabis-Öl einrühren und mit Salz und Pfeffer abschmecken. Mit gekochtem Reis und Koriander servieren.

Tipp: Für eine vegane Variante das Hähnchen durch Tofu ersetzen.

3. Cannabis-Rinderfilet

Zutaten:

- 4 Rinderfilets (je 200g)
- 2 Esslöffel Olivenöl
- 2 Knoblauchzehen, gehackt
- 1 Teelöffel Rosmarin, gehackt
- 1 Teelöffel Thymian, gehackt
- 1 Teelöffel Cannabis-Öl
- Salz und Pfeffer nach Geschmack

Zubereitungszeit: 20 Minuten
Portionen: 4
Nährstoffangaben pro Portion: Kalorien: 450, Fett: 30g, Kohlenhydrate: 2g, Eiweiß: 40g

Anleitung: Olivenöl in einer großen Pfanne erhitzen. Die Rinderfilets mit Salz und Pfeffer würzen und in der heißen Pfanne 3-4 Minuten pro Seite braten, bis sie die gewünschte Garstufe erreicht haben. Aus der Pfanne nehmen und ruhen lassen. Knoblauch, Rosmarin und Thymian in die Pfanne geben und 1 Minute anbraten. Das Cannabis-Öl einrühren. Die Filets mit der Kräuter-Knoblauch-Mischung bestreichen und sofort servieren.

Tipp: Mit Ofenkartoffeln und gedünstetem Gemüse servieren.

4. Cannabis-Schweinefilet mit Apfelsauce

Zutaten:

- 🌿 1 Schweinefilet (ca. 500g)
- 🌿 2 Esslöffel Olivenöl
- 🌿 2 Äpfel, geschält und in Scheiben geschnitten
- 🌿 1 Zwiebel, gehackt
- 🌿 1/2 Tasse Apfelsaft
- 🌿 1 Teelöffel Cannabis-Öl
- 🌿 Salz und Pfeffer nach Geschmack

Zubereitungszeit: 30 Minuten
Portionen: 4
Nährstoffangaben pro Portion: Kalorien: 350, Fett: 20g, Kohlenhydrate: 20g, Eiweiß: 25g

Anleitung: Olivenöl in einer großen Pfanne erhitzen. Das Schweinefilet mit Salz und Pfeffer würzen und in der heißen Pfanne 5-6 Minuten pro Seite braten, bis es gar ist. Aus der Pfanne nehmen und ruhen lassen. Äpfel und Zwiebel in die Pfanne geben und 5 Minuten anbraten. Apfelsaft hinzufügen und zum Kochen bringen. Das Cannabis-Öl einrühren und die Sauce 5 Minuten köcheln lassen. Das Schweinefilet in Scheiben schneiden und mit der Apfelsauce servieren.

Tipp: Mit Kartoffelpüree und grünen Bohnen servieren.

5. Cannabis-Hähnchen-Curry

Zutaten:

- 1 Pfund Hähnchenbrust, gewürfelt
- 1 Zwiebel, gehackt
- 2 Knoblauchzehen, gehackt
- 1 Esslöffel frischer Ingwer, gerieben
- 1 Dose Kokosmilch
- 2 Esslöffel Currypulver
- 1 Teelöffel Cannabis-Öl
- 1 Tasse Gemüsebrühe
- 1 Tasse Erbsen
- 1 rote Paprika, in Streifen geschnitten
- Salz und Pfeffer nach Geschmack
- Koriander zum Garnieren
- 2 Tassen gekochter Reis

Zubereitungszeit: 30 Minuten
Portionen: 4
Nährstoffangaben pro Portion: Kalorien: 400, Fett: 20g, Kohlenhydrate: 30g, Eiweiß: 25g

Anleitung: In einer großen Pfanne das Hähnchen anbraten, bis es goldbraun ist. Zwiebel, Knoblauch und Ingwer hinzufügen und weiterbraten, bis die Zwiebel weich ist. Currypulver hinzufügen und kurz mitbraten. Kokosmilch und Gemüsebrühe einrühren, dann Erbsen und Paprika hinzufügen. Bei niedriger Hitze 15 Minuten köcheln lassen, bis das Gemüse weich ist. Cannabis-Öl einrühren und mit Salz und Pfeffer abschmecken. Mit gekochtem Reis und Koriander servieren.

Tipp: Für eine vegane Variante das Hähnchen durch Tofu ersetzen.

6. Cannabis-Burger

Zutaten:

- 1 Pfund Rinderhackfleisch
- 1 Zwiebel, fein gehackt
- 1 Ei
- 1/4 Tasse Paniermehl
- 1 Teelöffel Salz
- 1/2 Teelöffel Pfeffer
- 1 Teelöffel Cannabis-Öl
- 4 Burgerbrötchen
- Salat, Tomate, Zwiebel und Käse zum Belegen

Zubereitungszeit: 20 Minuten
Portionen: 4
Nährstoffangaben pro Portion: Kalorien: 500, Fett: 25g, Kohlenhydrate: 40g, Eiweiß: 30g

Anleitung: In einer großen Schüssel Hackfleisch, Zwiebel, Ei, Paniermehl, Salz und Pfeffer vermischen. Das Cannabis-Öl einrühren und gut durchmischen. Aus der Mischung vier Patties formen. Eine Pfanne bei mittlerer Hitze erhitzen und die Patties von beiden Seiten goldbraun braten, bis sie durchgegart sind. Die Burgerbrötchen halbieren und kurz toasten. Die Patties auf die Brötchen legen und mit Salat, Tomate, Zwiebel und Käse belegen.

Tipp: Mit Süßkartoffel-Pommes und einem kühlen Getränk servieren.

7. Cannabis-Fleischbällchen in Tomatensauce

Zutaten:

- 1 Pfund Hackfleisch (Rind oder gemischt)
- 1/2 Tasse Semmelbrösel
- 1 Ei
- 1/4 Tasse Parmesan, gerieben
- 2 Knoblauchzehen, gehackt
- 1 Teelöffel getrockneter Oregano
- 1 Teelöffel Cannabis-Öl
- Salz und Pfeffer nach Geschmack
- 2 Tassen Tomatensauce

Zubereitungszeit: 30 Minuten
Portionen: 4
Nährstoffangaben pro Portion: Kalorien: 350, Fett: 20g, Kohlenhydrate: 15g, Eiweiß: 25g

Anleitung: In einer großen Schüssel Hackfleisch, Semmelbrösel, Ei, Parmesan, Knoblauch, Oregano und Cannabis-Öl gut vermischen. Mit Salz und Pfeffer abschmecken. Aus der Mischung kleine Fleischbällchen formen und in einer großen Pfanne bei mittlerer Hitze 10-12 Minuten braten, bis sie rundum braun sind. Tomatensauce hinzufügen und weitere 10 Minuten köcheln lassen. Sofort servieren.

Tipp: Mit Spaghetti oder Reis und geriebenem Parmesan servieren.

8. Cannabis-BBQ-Rippchen

Zutaten:

- 2 Pfund Schweinerippchen
- 1 Tasse BBQ-Sauce
- 1 Teelöffel Cannabis-Öl
- 1 Esslöffel Paprikapulver
- 1 Teelöffel Knoblauchpulver
- 1 Teelöffel Zwiebelpulver
- 1 Teelöffel Salz
- 1/2 Teelöffel Pfeffer

Zubereitungszeit: 2 Stunden
Portionen: 4
Nährstoffangaben pro Portion: Kalorien: 500, Fett: 30g, Kohlenhydrate: 25g, Eiweiß: 30g
Anleitung: Den Ofen auf 150°C vorheizen. Paprikapulver, Knoblauchpulver, Zwiebelpulver, Salz und Pfeffer in einer Schüssel vermischen. Die Rippchen mit der Gewürzmischung einreiben und in eine ofenfeste Form legen. Mit Alufolie abdecken und 1,5 Stunden im Ofen garen. In der Zwischenzeit die BBQ-Sauce mit Cannabis-Öl vermischen. Die Rippchen aus dem Ofen nehmen, mit der BBQ-Sauce bestreichen und weitere 30 Minuten ohne Folie backen. Sofort servieren.
Tipp: Mit Coleslaw und Maiskolben servieren.

Diese sechs köstlichen Fleischgerichte bieten dir eine wunderbare Möglichkeit, Cannabis auf kreative und genussvolle Weise in deine Mahlzeiten zu integrieren. Von herzhaften Pastagerichten bis hin zu würzigen BBQ-Rippchen ist für jeden Geschmack etwas dabei. Viel Spaß beim Kochen und guten Appetit!

9. Cannabis-Lasagne

Zutaten:

- 1 Pfund Rinderhackfleisch
- 1 Zwiebel, gehackt
- 2 Knoblauchzehen, gehackt
- 1 Dose gehackte Tomaten
- 1/4 Tasse Tomatenmark
- 1 Teelöffel Oregano
- 1 Teelöffel Basilikum
- 1 Teelöffel Cannabis-Öl
- 9 Lasagneblätter
- 2 Tassen Ricotta
- 2 Tassen geriebener Mozzarella
- 1/2 Tasse geriebener Parmesan

Zubereitungszeit: 1 Stunde
Portionen: 6
Nährstoffangaben pro Portion: Kalorien: 600, Fett: 30g, Kohlenhydrate: 45g, Eiweiß: 35g
Anleitung: Heize den Ofen auf 180°C vor. In einer großen Pfanne Hackfleisch anbraten, bis es braun ist. Zwiebel und Knoblauch hinzufügen und weiterbraten, bis die Zwiebel weich ist. Gehackte Tomaten, Tomatenmark, Oregano und Basilikum einrühren. Mit Salz und Pfeffer abschmecken und 20 Minuten köcheln lassen. Das Cannabis-Öl einrühren. In einer großen Auflaufform abwechselnd Schichten aus Lasagneblättern, Fleischsauce, Ricotta und Mozzarella anordnen. Mit Parmesan abschließen. Im Ofen 40 Minuten backen, bis der Käse goldbraun ist.
Tipp: Mit einem grünen Salat und Knoblauchbrot servieren.

10. Cannabis-Chili

Zutaten:

- 1 Pfund Rinderhackfleisch
- 1 Zwiebel, gehackt
- 2 Knoblauchzehen, gehackt
- 1 Dose gehackte Tomaten
- 1 Dose Kidneybohnen, abgetropft und gespült
- 1 grüne Paprika, gehackt
- 2 Esslöffel Chilipulver
- 1 Teelöffel Kreuzkümmel
- 1 Teelöffel Cannabis-Öl
- Salz und Pfeffer nach Geschmack
- Cheddar-Käse und Sauerrahm zum Servieren

Zubereitungszeit: 45 Minuten
Portionen: 4
Nährstoffangaben pro Portion: Kalorien: 400, Fett: 20g, Kohlenhydrate: 30g, Eiweiß: 25g

Anleitung: In einem großen Topf das Hackfleisch anbraten, bis es braun ist. Zwiebel, Knoblauch und grüne Paprika hinzufügen und weiterbraten, bis das Gemüse weich ist. Gehackte Tomaten, Kidneybohnen, Chilipulver und Kreuzkümmel einrühren. Mit Salz und Pfeffer abschmecken und bei niedriger Hitze 30 Minuten köcheln lassen. Das Cannabis-Öl einrühren und gut vermischen. Mit geriebenem Cheddar-Käse und einem Klecks Sauerrahm servieren.

Tipp: Mit Tortilla-Chips oder Maisbrot servieren.

11. Cannabis-Hähnchen Alfredo

Zutaten:

- 2 Hähnchenbrustfilets
- 1 Tasse Sahne
- 1/2 Tasse geriebener Parmesan
- 2 Knoblauchzehen, gehackt
- 1/4 Tasse Cannabis-Butter
- 1/4 Tasse gehackte Petersilie
- 1 Pfund Fettuccine
- Salz und Pfeffer nach Geschmack

Zubereitungszeit: 30 Minuten
Portionen: 4
Nährstoffangaben pro Portion: Kalorien: 700, Fett: 40g, Kohlenhydrate: 55g, Eiweiß: 30g

Anleitung: Die Fettuccine nach Packungsanweisung kochen. In einer großen Pfanne die Hähnchenbrustfilets bei mittlerer Hitze in der Cannabis-Butter braten, bis sie goldbraun und durchgegart sind. Aus der Pfanne nehmen und in Streifen schneiden. In derselben Pfanne die Sahne und den Knoblauch erhitzen, bis die Mischung köchelt. Den Parmesan einrühren und weiterkochen, bis die Sauce dickflüssig ist. Die Hähnchenstreifen und die gekochte Pasta in die Sauce geben und gut vermischen. Mit gehackter Petersilie bestreuen und sofort servieren.

Tipp: Mit Knoblauchbrot und einem grünen Salat servieren.

12. Cannabis-Bolognese mit Zucchininudeln

Zutaten:

- 1 Pfund Rinderhackfleisch
- 1 Zwiebel, gehackt
- 2 Knoblauchzehen, gehackt
- 1 Dose gehackte Tomaten
- 1/4 Tasse Tomatenmark
- 1 Teelöffel Oregano
- 1 Teelöffel Basilikum
- 1 Teelöffel Cannabis-Öl
- 4 große Zucchini, spiralisiert
- Salz und Pfeffer nach Geschmack

Zubereitungszeit: 30 Minuten
Portionen: 4
Nährstoffangaben pro Portion: Kalorien: 300, Fett: 20g, Kohlenhydrate: 10g, Eiweiß: 20g

Anleitung: In einer großen Pfanne das Hackfleisch anbraten, bis es braun ist. Zwiebel und Knoblauch hinzufügen und weiterbraten, bis die Zwiebel weich ist. Gehackte Tomaten, Tomatenmark, Oregano und Basilikum einrühren. Mit Salz und Pfeffer abschmecken und 20 Minuten köcheln lassen. Das Cannabis-Öl einrühren. In einer separaten Pfanne die Zucchininudeln kurz anbraten, bis sie weich sind. Die Bolognese-Sauce über die Zucchininudeln gießen und sofort servieren.

Tipp: Mit geriebenem Parmesan und frischem Basilikum garnieren.

13. Cannabis-Steak mit Knoblauchkartoffeln

Zutaten:

- 2 Rindersteaks (je 200g)
- 4 Knoblauchzehen, gehackt
- 2 Esslöffel Cannabis-Butter
- 4 mittelgroße Kartoffeln, in Würfel geschnitten
- 2 Esslöffel Olivenöl
- 1 Teelöffel Rosmarin
- Salz und Pfeffer nach Geschmack
- Frische Petersilie zum Garnieren

Zubereitungszeit: 30 Minuten
Portionen: 2
Nährstoffangaben pro Portion: Kalorien: 700, Fett: 40g, Kohlenhydrate: 45g, Eiweiß: 40g
Anleitung: Die Kartoffeln in einer Schüssel mit Olivenöl, Knoblauch, Rosmarin, Salz und Pfeffer vermischen. Auf einem Backblech verteilen und bei 200°C 25-30 Minuten rösten, bis sie goldbraun sind. In der Zwischenzeit die Steaks bei hoher Hitze in einer Pfanne braten, bis sie den gewünschten Gargrad erreicht haben. Die Cannabis-Butter über die Steaks geben und schmelzen lassen. Mit den Knoblauchkartoffeln und frischer Petersilie servieren.
Tipp: Mit einem grünen Salat und einem Glas Rotwein servieren.

Diese zwölf köstlichen und abwechslungsreichen Hauptgerichte bieten dir eine wunderbare Möglichkeit, Cannabis auf kreative und genussvolle Weise in deine Mahlzeiten zu integrieren. Von klassischen Pastagerichten bis hin zu exotischen Currys ist für jeden Geschmack etwas dabei. Viel Spaß beim Kochen und guten Appetit!

Kapitel 5: Desserts

1. Cannabis-Schokoladenkekse

Zutaten:

- 1 Tasse Cannabis-Butter, weich
- 1 Tasse Zucker
- 1 Tasse brauner Zucker
- 2 Eier
- 2 Teelöffel Vanilleextrakt
- 3 Tassen Mehl
- 1 Teelöffel Backpulver
- 1 Teelöffel Backnatron
- 1/2 Teelöffel Salz
- 2 Tassen Schokoladenstückchen

Zubereitungszeit: 30 Minuten
Portionen: 24 Kekse
Nährstoffangaben pro Portion: Kalorien: 200, Fett: 10g, Kohlenhydrate: 28g, Eiweiß: 2g

Anleitung: Heize den Ofen auf 175°C vor. In einer großen Schüssel Cannabis-Butter, Zucker und braunen Zucker cremig schlagen. Eier und Vanilleextrakt hinzufügen und gut verrühren. Mehl, Backpulver, Backnatron und Salz nach und nach unterrühren, bis ein glatter Teig entsteht. Schokoladenstückchen einrühren. Esslöffelgroße Teigkugeln auf ein Backblech setzen und 10-12 Minuten backen, bis die Ränder goldbraun sind. Abkühlen lassen und genießen.

Tipp: Füge Nüsse oder weiße Schokoladenstückchen für eine Variation hinzu.

2. Cannabis-Brownies

Zutaten:

- 1/2 Tasse Cannabis-Butter, geschmolzen
- 1 Tasse Zucker
- 2 Eier
- 1 Teelöffel Vanilleextrakt
- 1/3 Tasse Kakaopulver
- 1/2 Tasse Mehl
- 1/4 Teelöffel Salz
- 1/4 Teelöffel Backpulver

Zubereitungszeit: 35 Minuten
Portionen: 16 Brownies
Nährstoffangaben pro Portion: Kalorien: 150, Fett: 8g, Kohlenhydrate: 21g, Eiweiß: 2g

Anleitung: Heize den Ofen auf 175°C vor. In einer großen Schüssel die geschmolzene Cannabis-Butter und den Zucker verrühren. Eier und Vanilleextrakt hinzufügen und gut vermischen. Kakaopulver, Mehl, Salz und Backpulver einrühren, bis ein glatter Teig entsteht. Den Teig in eine gefettete Backform gießen und 20-25 Minuten backen, bis die Brownies durchgebacken sind. Abkühlen lassen, in Stücke schneiden und genießen.

Tipp: Mit einer Kugel Vanilleeis und Schokoladensauce servieren.

3. Cannabis-Bananenbrot

Zutaten:

- 2 reife Bananen
- 1/3 Tasse geschmolzene Cannabis-Butter
- 1/2 Tasse Zucker
- 1 Ei, verquirlt
- 1 Teelöffel Vanilleextrakt
- 1 Teelöffel Backpulver
- Prise Salz
- 1 1/2 Tassen Mehl

Zubereitungszeit: 1 Stunde
Portionen: 8
Nährstoffangaben pro Portion: Kalorien: 210, Fett: 9g, Kohlenhydrate: 30g, Eiweiß: 3g

Anleitung: Heize den Ofen auf 175°C vor. In einer großen Schüssel die Bananen zerdrücken und die geschmolzene Cannabis-Butter hinzufügen. Zucker, Ei und Vanilleextrakt einrühren. Backpulver und Salz hinzufügen und das Mehl unterheben. Den Teig in eine gefettete Kastenform gießen und 50-60 Minuten backen, bis ein Zahnstocher sauber herauskommt. Abkühlen lassen und genießen.

Tipp: Leicht warm mit Butter oder als Snack für unterwegs genießen.

4. Cannabis-Erdnussbutterkekse

Zutaten:

- 1/2 Tasse Cannabis-Butter, weich
- 1/2 Tasse Erdnussbutter
- 1/2 Tasse Zucker
- 1/2 Tasse brauner Zucker
- 1 Ei
- 1 Teelöffel Vanilleextrakt
- 1 1/4 Tassen Mehl
- 1/2 Teelöffel Backpulver
- 1/2 Teelöffel Backnatron
- Prise Salz

Zubereitungszeit: 20 Minuten
Portionen: 24 Kekse
Nährstoffangaben pro Portion: Kalorien: 150, Fett: 8g, Kohlenhydrate: 18g, Eiweiß: 3g

Anleitung: Heize den Ofen auf 175°C vor. In einer großen Schüssel Cannabis-Butter, Erdnussbutter, Zucker und braunen Zucker cremig schlagen. Ei und Vanilleextrakt hinzufügen und gut verrühren. Mehl, Backpulver, Backnatron und Salz nach und nach unterrühren, bis ein glatter Teig entsteht. Esslöffelgroße Teigkugeln auf ein Backblech setzen und mit einer Gabel flachdrücken. 10-12 Minuten backen, bis die Ränder goldbraun sind. Abkühlen lassen und genießen.

Tipp: Für extra Geschmack Schokoladenstückchen oder gehackte Erdnüsse hinzufügen.

5. Cannabis-Cheesecake

Zutaten:

- 1 1/2 Tassen Keksbrösel (z.B. Graham Cracker)
- 1/4 Tasse Cannabis-Butter, geschmolzen
- 3 Packungen Frischkäse (je 225g), weich
- 1 Tasse Zucker
- 1 Teelöffel Vanilleextrakt
- 3 Eier

Zubereitungszeit: 1 Stunde + Kühlzeit
Portionen: 8
Nährstoffangaben pro Portion: Kalorien: 450, Fett: 30g, Kohlenhydrate: 40g, Eiweiß: 8g

Anleitung: Heize den Ofen auf 160°C vor. Keksbrösel und geschmolzene Cannabis-Butter in einer Schüssel vermischen und in den Boden einer gefetteten Springform drücken. In einer großen Schüssel Frischkäse, Zucker und Vanilleextrakt glatt rühren. Eier einzeln hinzufügen und gut verrühren. Die Mischung auf den Keksboden gießen und 50-60 Minuten backen, bis der Kuchen fest ist. Abkühlen lassen und im Kühlschrank mindestens 4 Stunden kühlen. Servieren und genießen.

Tipp: Mit frischen Beeren oder einer Fruchtsauce garnieren.

6. Cannabis-Eiscreme

Zutaten:

🍁 2 Tassen Sahne
🍁 1 Tasse Milch
🍁 3/4 Tasse Zucker
🍁 1 Teelöffel Vanilleextrakt
🍁 1/4 Tasse Cannabis-Öl

Zubereitungszeit: 30 Minuten + Gefrierzeit
Portionen: 6
Nährstoffangaben pro Portion: Kalorien: 300, Fett: 20g, Kohlenhydrate: 25g, Eiweiß: 2g

Anleitung: In einer großen Schüssel Sahne, Milch, Zucker, Vanilleextrakt und Cannabis-Öl verrühren, bis der Zucker sich aufgelöst hat. Die Mischung in eine Eismaschine gießen und nach Herstelleranweisung gefrieren. In einen Behälter füllen und im Gefrierfach mindestens 2 Stunden fest werden lassen. Servieren und genießen.

Tipp: Mit Schokoladensauce oder zerbröselten Keksen toppen.

7. Cannabis-Zitronenkuchen

Zutaten:

- 1/2 Tasse Cannabis-Butter, weich
- 1 Tasse Zucker
- 2 Eier
- 1 Teelöffel Vanilleextrakt
- 1 Teelöffel Zitronenschale
- 1 1/2 Tassen Mehl
- 1/2 Teelöffel Backpulver
- 1/4 Teelöffel Salz
- 1/2 Tasse Milch

Zubereitungszeit: 45 Minuten
Portionen: 8
Nährstoffangaben pro Portion: Kalorien: 250, Fett: 12g, Kohlenhydrate: 32g, Eiweiß: 3g

Anleitung: Heize den Ofen auf 175°C vor. In einer großen Schüssel Cannabis-Butter und Zucker cremig schlagen. Eier, Vanilleextrakt und Zitronenschale hinzufügen und gut verrühren. Mehl, Backpulver und Salz nach und nach unterrühren, abwechselnd mit der Milch, bis ein glatter Teig entsteht. Den Teig in eine gefettete Kastenform gießen und 30-35 Minuten backen, bis ein Zahnstocher sauber herauskommt. Abkühlen lassen und genießen.

Tipp: Mit einem Zitronenglasur überziehen für extra Geschmack.

8. Cannabis-Schokoladentrüffel

Zutaten:

- 1/2 Tasse Sahne
- 2 Esslöffel Cannabis-Butter
- 1 Tasse gehackte dunkle Schokolade
- 1 Teelöffel Vanilleextrakt
- Kakaopulver zum Wälzen

Zubereitungszeit: 15 Minuten + Kühlzeit
Portionen: 12 Trüffel
Nährstoffangaben pro Portion: Kalorien: 120, Fett: 10g, Kohlenhydrate: 8g, Eiweiß: 1g

Anleitung: Sahne und Cannabis-Butter in einem kleinen Topf erhitzen, bis sie fast kocht. Über die gehackte Schokolade gießen und rühren, bis die Schokolade geschmolzen ist. Vanilleextrakt einrühren. Die Mischung abkühlen lassen, bis sie fest genug ist, um Kugeln zu formen. Kleine Kugeln formen und in Kakaopulver wälzen. Im Kühlschrank aufbewahren und genießen.

Tipp: Für eine Variation gehackte Nüsse oder Kokosraspeln hinzufügen.

9. Cannabis-Fruchtgummi

Zutaten:

- 🌿 1 Tasse Fruchtsaft
- 🌿 1/4 Tasse Honig
- 🌿 2 Esslöffel Gelatine
- 🌿 1 Teelöffel Cannabis-Öl

Zubereitungszeit: 10 Minuten + Kühlzeit
Portionen: 20 Gummis
Nährstoffangaben pro Portion: Kalorien: 25, Fett: 0.5g, Kohlenhydrate: 5g, Eiweiß: 1g

Anleitung: Fruchtsaft und Honig in einem kleinen Topf bei mittlerer Hitze erwärmen, bis der Honig sich aufgelöst hat. Gelatine einrühren, bis sie sich vollständig aufgelöst hat. Das Cannabis-Öl einrühren. Die Mischung in eine Silikonform gießen und im Kühlschrank fest werden lassen. Aus der Form nehmen und genießen.

Tipp: Verwende verschiedene Fruchtsäfte für bunte und abwechslungsreiche Gummis.

10. Cannabis-Tiramisu

Zutaten:

- 1 Tasse starker Kaffee, abgekühlt
- 1/4 Tasse Rum oder Marsala-Wein
- 1/2 Tasse Zucker
- 4 Eigelb
- 1/2 Tasse Cannabis-Butter, weich
- 1 Tasse Mascarpone
- 1 Tasse Schlagsahne, geschlagen
- 1 Packung Löffelbiskuits
- Kakaopulver zum Bestäuben

Zubereitungszeit: 30 Minuten + Kühlzeit
Portionen: 8
Nährstoffangaben pro Portion: Kalorien: 350, Fett: 25g, Kohlenhydrate: 25g, Eiweiß: 5g

Anleitung: Kaffee und Rum in einer flachen Schüssel vermischen. Zucker und Eigelb in einer hitzebeständigen Schüssel über einem Wasserbad schlagen, bis die Mischung dick und blass ist. Cannabis-Butter und Mascarpone unterrühren. Geschlagene Sahne vorsichtig unterheben. Löffelbiskuits kurz in die Kaffeemischung tauchen und den Boden einer Auflaufform damit auslegen. Die Mascarpone-Mischung darauf verteilen. Wiederholen, bis alle Zutaten aufgebraucht sind. Mit Kakaopulver bestäuben und mindestens 4 Stunden im Kühlschrank kühlen. Servieren und genießen.

Tipp: Mit Schokoladenraspeln oder frischen Beeren garnieren.

11. Cannabis-Karamell-Popcorn

Zutaten:

- 8 Tassen Popcorn, frisch gepoppt
- 1 Tasse brauner Zucker
- 1/4 Tasse Cannabis-Butter
- 1/4 Tasse Maissirup
- 1/2 Teelöffel Salz
- 1/4 Teelöffel Backpulver
- 1 Teelöffel Vanilleextrakt

Zubereitungszeit: 30 Minuten
Portionen: 8
Nährstoffangaben pro Portion: Kalorien: 150, Fett: 5g, Kohlenhydrate: 25g, Eiweiß: 1g

Anleitung: Heize den Ofen auf 120°C vor. Popcorn in eine große Schüssel geben. Braunen Zucker, Cannabis-Butter, Maissirup und Salz in einem Topf bei mittlerer Hitze erhitzen, bis die Mischung kocht. 5 Minuten köcheln lassen, dann vom Herd nehmen und Backpulver und Vanilleextrakt einrühren. Die Mischung über das Popcorn gießen und gut vermischen. Auf ein mit Backpapier ausgelegtes Backblech geben und 30 Minuten backen, dabei alle 10 Minuten umrühren. Abkühlen lassen und genießen.

Tipp: Mit geschmolzener Schokolade beträufeln für extra Süße.

12. Cannabis-Blaubeer-Muffins

Zutaten:

- 2 Tassen Mehl
- 1/2 Tasse Zucker
- 2 Teelöffel Backpulver
- 1/2 Teelöffel Salz
- 1 Ei
- 1 Tasse Milch
- 1/2 Tasse Cannabis-Butter, geschmolzen
- 1 Tasse frische Blaubeeren

Zubereitungszeit: 25 Minuten
Portionen: 12 Muffins
Nährstoffangaben pro Portion: Kalorien: 200, Fett: 10g, Kohlenhydrate: 26g, Eiweiß: 3g
Anleitung: Heize den Ofen auf 175°C vor. In einer großen Schüssel Mehl, Zucker, Backpulver und Salz vermischen. In einer separaten Schüssel Ei, Milch und geschmolzene Cannabis-Butter verquirlen. Die feuchten Zutaten zu den trockenen geben und vorsichtig vermischen, bis gerade so ein Teig entsteht. Blaubeeren unterheben. Den Teig in ein gefettetes Muffinblech füllen und 20-25 Minuten backen, bis ein Zahnstocher sauber herauskommt. Abkühlen lassen und genießen.
Tipp: Mit Puderzucker bestäuben oder mit Zitronenglasur für extra Geschmack überziehen.

Mit diesen zwölf köstlichen Dessertrezepten kannst du deiner Kreativität freien Lauf lassen und die wunderbaren Aromen von Cannabis in deinen süßen Leckereien genießen. Egal ob du auf der Suche nach einem klassischen Schokoladenkeks, einem cremigen Cheesecake oder einem erfrischenden Eis bist – hier findest du für jeden Geschmack und jede Gelegenheit das passende Rezept. Viel Spaß beim Backen und Genießen!

Kapitel 6: Getränke

1. Cannabis-Tee

Zutaten:

- 🌿 1 Teelöffel Cannabis-Butter
- 🌿 1 Teebeutel deiner Wahl
- 🌿 1 Tasse heißes Wasser
- 🌿 Honig oder Zucker nach Geschmack

Zubereitungszeit: 10 Minuten
Portionen: 1
Nährstoffangaben pro Portion: Kalorien: 100, Fett: 10g, Kohlenhydrate: 2g, Eiweiß: 0g

Anleitung: Einen Teebeutel in eine Tasse geben und mit heißem Wasser übergießen. Die Cannabis-Butter einrühren, bis sie sich aufgelöst hat. Nach Belieben mit Honig oder Zucker süßen und genießen.

Tipp: Verwende einen Teebeutel mit starkem Aroma wie Chai oder schwarzer Tee, um den Geschmack der Cannabis-Butter zu ergänzen.

2. Cannabis-Kaffee

Zutaten:

- 1 Tasse frisch gebrühter Kaffee
- 1 Teelöffel Cannabis-Kokosöl
- Milch oder Sahne nach Geschmack
- Zucker oder Süßstoff nach Geschmack

Zubereitungszeit: 5 Minuten
Portionen: 1
Nährstoffangaben pro Portion: Kalorien: 120, Fett: 10g, Kohlenhydrate: 2g, Eiweiß: 1g

Anleitung: Den frisch gebrühten Kaffee in eine Tasse gießen und das Cannabis-Kokosöl einrühren, bis es sich aufgelöst hat. Nach Belieben Milch oder Sahne sowie Zucker oder Süßstoff hinzufügen und genießen.

Tipp: Verwende einen Milchaufschäumer, um deinem Cannabis-Kaffee eine cremige Textur zu verleihen.

3. Cannabis-Smoothie

Zutaten:

- 1 Banane
- 1/2 Tasse gefrorene Beeren (Blaubeeren, Erdbeeren, Himbeeren)
- 1/2 Tasse Spinat
- 1 Tasse Mandelmilch
- 1 Teelöffel Cannabis-Öl
- 1 Esslöffel Chiasamen

Zubereitungszeit: 5 Minuten
Portionen: 1
Nährstoffangaben pro Portion: Kalorien: 250, Fett: 10g, Kohlenhydrate: 40g, Eiweiß: 5g

Anleitung: Alle Zutaten in einen Mixer geben und mixen, bis eine glatte Konsistenz erreicht ist. In ein Glas gießen und sofort genießen.

Tipp: Füge einen Teelöffel Honig oder Agavensirup hinzu, wenn du es etwas süßer magst.

4. Cannabis-Limonade

Zutaten:

- 1 Tasse frischer Zitronensaft (ca. 4-5 Zitronen)
- 4 Tassen Wasser
- 1/2 Tasse Zucker
- 1 Teelöffel Cannabis-Tinktur

Zubereitungszeit: 10 Minuten
Portionen: 4
Nährstoffangaben pro Portion: Kalorien: 80, Fett: 0g, Kohlenhydrate: 21g, Eiweiß: 0g

Anleitung: In einem großen Krug Zitronensaft, Wasser und Zucker vermischen, bis sich der Zucker aufgelöst hat. Die Cannabis-Tinktur einrühren. Mit Eiswürfeln servieren und genießen.

Tipp: Füge frische Minzblätter oder ein paar Beeren für extra Geschmack hinzu.

5. Cannabis-Schokoladenmilch

Zutaten:

- 2 Tassen Milch
- 1/4 Tasse Kakaopulver
- 1/4 Tasse Zucker
- 1 Teelöffel Vanilleextrakt
- 1 Teelöffel Cannabis-Öl

Zubereitungszeit: 5 Minuten
Portionen: 2
Nährstoffangaben pro Portion: Kalorien: 220, Fett: 10g, Kohlenhydrate: 28g, Eiweiß: 6g

Anleitung: In einem kleinen Topf Milch, Kakaopulver, Zucker und Vanilleextrakt bei mittlerer Hitze erwärmen, bis die Mischung gut vermischt und heiß ist. Das Cannabis-Öl einrühren. In Tassen gießen und genießen.

Tipp: Mit Schlagsahne und Schokoladenraspeln garnieren.

6. Cannabis-Matcha-Latte

Zutaten:

🌿 1 Teelöffel Matcha-Pulver
🌿 1 Tasse heiße Milch (nach Wahl)
🌿 1 Teelöffel Honig oder Agavensirup
🌿 1/2 Teelöffel Cannabis-Öl

Zubereitungszeit: 5 Minuten
Portionen: 1
Nährstoffangaben pro Portion: Kalorien: 150, Fett: 8g, Kohlenhydrate: 18g, Eiweiß: 4g

Anleitung: Das Matcha-Pulver in eine Tasse sieben. Heiße Milch hinzufügen und gut verrühren, bis sich das Pulver aufgelöst hat. Honig oder Agavensirup und Cannabis-Öl einrühren. Genießen.

Tipp: Verwende einen Milchaufschäumer, um deinem Matcha-Latte eine schaumige Textur zu verleihen.

7. Cannabis-Eiskaffee

Zutaten:

- 1 Tasse kalter Kaffee
- 1/2 Tasse Milch (nach Wahl)
- 1 Teelöffel Zucker oder Süßstoff
- 1 Teelöffel Cannabis-Öl
- Eiswürfel

Zubereitungszeit: 5 Minuten
Portionen: 1
Nährstoffangaben pro Portion: Kalorien: 100, Fett: 8g, Kohlenhydrate: 5g, Eiweiß: 1g

Anleitung: Kalten Kaffee, Milch, Zucker oder Süßstoff und Cannabis-Öl in ein Glas geben. Gut umrühren und mit Eiswürfeln füllen. Genießen.

Tipp: Füge einen Schuss Karamellsirup oder Vanillesirup hinzu, um deinem Eiskaffee eine besondere Note zu verleihen.

8. Cannabis-Goldene Milch

Zutaten:

- 2 Tassen Milch (nach Wahl)
- 1 Teelöffel Kurkuma
- 1/2 Teelöffel Zimt
- 1/4 Teelöffel Ingwer
- 1 Esslöffel Honig
- 1 Teelöffel Cannabis-Öl

Zubereitungszeit: 10 Minuten
Portionen: 2
Nährstoffangaben pro Portion: Kalorien: 180, Fett: 8g, Kohlenhydrate: 25g, Eiweiß: 4g

Anleitung: In einem kleinen Topf Milch, Kurkuma, Zimt und Ingwer bei mittlerer Hitze erwärmen, bis die Mischung gut vermischt und heiß ist. Honig und Cannabis-Öl einrühren. In Tassen gießen und genießen.

Tipp: Mit einer Prise schwarzen Pfeffer bestreuen, um die Aufnahme von Kurkuma zu verbessern.

9. Cannabis-Orangen-Smoothie

Zutaten:

- 2 Orangen, geschält und in Stücke geschnitten
- 1 Banane
- 1/2 Tasse griechischer Joghurt
- 1/2 Tasse Orangensaft
- 1 Teelöffel Cannabis-Öl
- Eiswürfel

Zubereitungszeit: 5 Minuten
Portionen: 2
Nährstoffangaben pro Portion: Kalorien: 200, Fett: 8g, Kohlenhydrate: 30g, Eiweiß: 5g

Anleitung: Alle Zutaten in einen Mixer geben und mixen, bis eine glatte Konsistenz erreicht ist. In Gläser gießen und sofort genießen.

Tipp: Füge einen Esslöffel Leinsamen oder Chiasamen für zusätzlichen Nährwert hinzu.

10. Cannabis-Minze-Schokoladen-Milchshake

Zutaten:

🌿 2 Tassen Vanilleeis
🌿 1 Tasse Milch
🌿 2 Esslöffel Schokoladensirup
🌿 1/2 Teelöffel Pfefferminzextrakt
🌿 1 Teelöffel Cannabis-Öl
🌿 Schlagsahne und Schokoladensplitter zum Garnieren

Zubereitungszeit: 5 Minuten
Portionen: 2
Nährstoffangaben pro Portion: Kalorien: 350, Fett: 18g, Kohlenhydrate: 45g, Eiweiß: 5g

Anleitung: Eis, Milch, Schokoladensirup, Pfefferminzextrakt und Cannabis-Öl in einen Mixer geben und mixen, bis eine glatte Konsistenz erreicht ist. In Gläser gießen und mit Schlagsahne und Schokoladensplittern garnieren. Genießen.

Tipp: Verwende Schokoladeneis statt Vanilleeis für eine noch schokoladigere Version.

Mit diesen zehn erfrischenden und köstlichen Getränken kannst du den Tag mit einer besonderen Note genießen. Egal ob warm oder kalt, süß oder herb – hier ist für jeden Geschmack etwas dabei. Lass dich inspirieren und probiere die verschiedenen Kreationen aus. Viel Spaß beim Zubereiten und Genießen!

11. Cannabis-Mojito

Zutaten:

- 🌿 10 frische Minzblätter
- 🌿 1/2 Limette, in Stücke geschnitten
- 🌿 2 Esslöffel Zucker
- 🌿 1 Schuss Cannabis-Tinktur
- 🌿 1 Tasse Club Soda
- 🌿 Eiswürfel
- 🌿 Minzzweige zum Garnieren

Zubereitungszeit: 5 Minuten
Portionen: 1
Nährstoffangaben pro Portion: Kalorien: 100, Fett: 0g, Kohlenhydrate: 25g, Eiweiß: 0g

Anleitung: Minzblätter, Limettenstücke und Zucker in einem Glas zerstoßen, bis der Zucker sich auflöst und die Minze duftet. Eiswürfel hinzufügen und die Cannabis-Tinktur darüber gießen. Mit Club Soda auffüllen und gut umrühren. Mit einem Minzzweig garnieren und sofort genießen.

Tipp: Verwende braunen Zucker für einen noch reichhaltigeren Geschmack.

12. Cannabis-Pfirsich-Eistee

Zutaten:

- 4 Pfirsiche, entkernt und in Scheiben geschnitten
- 4 Tassen Wasser
- 4 Teebeutel schwarzer Tee
- 1/4 Tasse Honig
- 1 Teelöffel Cannabis-Öl
- Eiswürfel
- Pfirsichscheiben und Minzblätter zum Garnieren

Zubereitungszeit: 15 Minuten
Portionen: 4
Nährstoffangaben pro Portion: Kalorien: 80, Fett: 1g, Kohlenhydrate: 19g, Eiweiß: 0g
Anleitung: Die Pfirsichscheiben in einem Topf mit Wasser zum Kochen bringen und 10 Minuten köcheln lassen. Die Pfirsiche abseihen und das Wasser auffangen. Das Pfirsichwasser wieder in den Topf geben und die Teebeutel hinzufügen. 5 Minuten ziehen lassen, dann die Teebeutel entfernen und den Honig einrühren, bis er sich aufgelöst hat. Das Cannabis-Öl einrühren und abkühlen lassen. In einem Krug mit Eiswürfeln servieren und mit Pfirsichscheiben und Minzblättern garnieren.
Tipp: Für eine besonders erfrischende Note füge einen Spritzer Zitronensaft hinzu.

Mit diesen zwölf erfrischenden und köstlichen Getränken kannst du den Tag mit einer besonderen Note genießen. Egal ob warm oder kalt, süß oder herb – hier ist für jeden Geschmack etwas dabei. Lass dich inspirieren und probiere die verschiedenen Kreationen aus. Viel Spaß beim Zubereiten und Genießen!

Kapitel 7: Spezialrezepte

1. Cannabis-Guacamole

Zutaten:

- 3 reife Avocados
- 1 Limette, entsaftet
- 1 Teelöffel Cannabis-Öl
- 1 kleine Zwiebel, fein gehackt
- 1 Knoblauchzehe, gehackt
- 1 kleine Tomate, fein gehackt
- Salz und Pfeffer nach Geschmack

Zubereitungszeit: 10 Minuten
Portionen: 4
Nährstoffangaben pro Portion: Kalorien: 160, Fett: 15g, Kohlenhydrate: 8g, Eiweiß: 2g

Anleitung: Die Avocados in einer Schüssel zerdrücken und den Limettensaft und das Cannabis-Öl einrühren. Zwiebel, Knoblauch und Tomate hinzufügen und gut vermischen. Mit Salz und Pfeffer abschmecken und sofort servieren.

Tipp: Mit Tortilla-Chips oder Gemüsesticks servieren.

2. Cannabis-Hummus

Zutaten:

- 1 Dose Kichererbsen, abgetropft und gespült
- 1/4 Tasse Tahini
- 1/4 Tasse Zitronensaft
- 2 Esslöffel Olivenöl
- 1 Teelöffel Cannabis-Öl
- 1 Knoblauchzehe, gehackt
- 1/2 Teelöffel Kreuzkümmel
- Salz nach Geschmack
- Wasser nach Bedarf

Zubereitungszeit: 10 Minuten
Portionen: 4
Nährstoffangaben pro Portion: Kalorien: 150, Fett: 9g, Kohlenhydrate: 14g, Eiweiß: 4g

Anleitung: Alle Zutaten in einen Mixer oder eine Küchenmaschine geben und pürieren, bis die Mischung glatt ist. Bei Bedarf Wasser hinzufügen, um die gewünschte Konsistenz zu erreichen. In eine Schüssel füllen und mit einem Spritzer Olivenöl und einer Prise Paprika garnieren.

Tipp: Mit frischem Gemüse oder Pita-Chips servieren.

3. Cannabis-Pesto

Zutaten:

- 2 Tassen frisches Basilikum
- 1/4 Tasse Pinienkerne
- 2 Knoblauchzehen
- 1/2 Tasse geriebener Parmesan
- 1/4 Tasse Olivenöl
- 1 Teelöffel Cannabis-Öl
- Salz und Pfeffer nach Geschmack

Zubereitungszeit: 10 Minuten
Portionen: 4
Nährstoffangaben pro Portion: Kalorien: 200, Fett: 20g, Kohlenhydrate: 2g, Eiweiß: 5g

Anleitung: In einem Mixer oder einer Küchenmaschine Basilikum, Pinienkerne, Knoblauch, Parmesan, Olivenöl und Cannabis-Öl pürieren, bis das Pesto glatt ist. Mit Salz und Pfeffer abschmecken und sofort verwenden.

Tipp: Perfekt für Pasta, Sandwiches oder als Dip für Gemüse.

4. Cannabis-Mandelbutter

Zutaten:

- 🌿 2 Tassen rohe Mandeln
- 🌿 1/4 Tasse Cannabis-Öl
- 🌿 1 Teelöffel Honig
- 🌿 Prise Salz

Zubereitungszeit: 20 Minuten
Portionen: 10
Nährstoffangaben pro Portion: Kalorien: 180, Fett: 16g, Kohlenhydrate: 6g, Eiweiß: 6g

Anleitung: Die Mandeln in einem Mixer oder einer Küchenmaschine etwa 10-15 Minuten verarbeiten, bis eine glatte Butter entsteht. Cannabis-Öl, Honig und Salz hinzufügen und weiter mixen, bis alles gut vermischt ist. In ein Glas füllen und im Kühlschrank aufbewahren.

Tipp: Auf Toast, in Smoothies oder als Dip für Obst verwenden.

5. Cannabis-Schokoladenfondue

Zutaten:

- 1 Tasse dunkle Schokolade, gehackt
- 1/2 Tasse Sahne
- 1 Teelöffel Cannabis-Öl
- Frisches Obst und Marshmallows zum Dippen

Zubereitungszeit: 10 Minuten
Portionen: 4
Nährstoffangaben pro Portion: Kalorien: 250, Fett: 15g, Kohlenhydrate: 28g, Eiweiß: 2g

Anleitung: Die Sahne in einem kleinen Topf bei mittlerer Hitze erhitzen, bis sie heiß ist. Die gehackte Schokolade hinzufügen und rühren, bis sie geschmolzen ist. Das Cannabis-Öl einrühren. In einen Fonduetopf füllen und mit frischem Obst und Marshmallows servieren.

Tipp: Verwende eine Mischung aus dunkler und weißer Schokolade für zusätzlichen Geschmack.

6. Cannabis-Energie-Bällchen

Zutaten:

- 1 Tasse Haferflocken
- 1/2 Tasse Erdnussbutter
- 1/4 Tasse Honig
- 1/4 Tasse Cannabis-Öl
- 1/2 Tasse Mini-Schokoladenstückchen
- 1/4 Tasse Kokosraspeln

Zubereitungszeit: 15 Minuten
Portionen: 12
Nährstoffangaben pro Portion: Kalorien: 120, Fett: 8g, Kohlenhydrate: 12g, Eiweiß: 3g

Anleitung: Alle Zutaten in einer großen Schüssel vermischen, bis eine gleichmäßige Masse entsteht. Aus der Masse kleine Bällchen formen und im Kühlschrank fest werden lassen. Genießen.

Tipp: Verwende getrocknete Früchte oder Nüsse für zusätzliche Textur und Geschmack.

7. Cannabis-Infundiertes Popcorn

Zutaten:

- 1/2 Tasse Popcornkerne
- 1/4 Tasse Cannabis-Öl
- Salz nach Geschmack

Zubereitungszeit: 10 Minuten
Portionen: 4
Nährstoffangaben pro Portion: Kalorien: 150, Fett: 8g, Kohlenhydrate: 18g, Eiweiß: 3g

Anleitung: Das Cannabis-Öl in einem großen Topf bei mittlerer Hitze erhitzen. Die Popcornkerne hinzufügen, den Deckel aufsetzen und das Popcorn poppen lassen, dabei den Topf gelegentlich schütteln. Sobald das Poppen aufhört, den Topf vom Herd nehmen und das Popcorn mit Salz bestreuen.

Tipp: Mit Parmesan oder Nährhefe für extra Geschmack bestreuen.

8. Cannabis-Butterkaramell-Sauce

Zutaten:

- 1 Tasse Zucker
- 1/4 Tasse Wasser
- 1/2 Tasse Sahne
- 1/4 Tasse Cannabis-Butter
- 1 Teelöffel Vanilleextrakt

Zubereitungszeit: 15 Minuten
Portionen: 8
Nährstoffangaben pro Portion: Kalorien: 200, Fett: 10g, Kohlenhydrate: 28g, Eiweiß: 0g

Anleitung: Zucker und Wasser in einem Topf bei mittlerer Hitze erhitzen, bis der Zucker sich auflöst und die Mischung goldbraun wird. Sahne vorsichtig einrühren, dann die Cannabis-Butter und den Vanilleextrakt hinzufügen und gut verrühren. Vom Herd nehmen und abkühlen lassen. Über Eiscreme, Kuchen oder Pfannkuchen servieren.

Tipp: Für eine salzige Variante eine Prise Meersalz hinzufügen.

9. Cannabis-Bruschetta

Zutaten:

- 1 Baguette, in Scheiben geschnitten
- 2 Tassen gewürfelte Tomaten
- 1/4 Tasse gehackter frischer Basilikum
- 2 Knoblauchzehen, gehackt
- 2 Esslöffel Olivenöl
- 1 Teelöffel Cannabis-Öl
- Salz und Pfeffer nach Geschmack

Zubereitungszeit: 15 Minuten
Portionen: 4
Nährstoffangaben pro Portion: Kalorien: 180, Fett: 10g, Kohlenhydrate: 20g, Eiweiß: 3g

Anleitung: Tomaten, Basilikum, Knoblauch, Olivenöl und Cannabis-Öl in einer Schüssel vermischen und mit Salz und Pfeffer abschmecken. Die Baguettescheiben toasten und die Tomatenmischung darauf verteilen. Sofort servieren.

Tipp: Mit geriebenem Parmesan bestreuen für extra Geschmack.

10. Cannabis-Kräuterbutter

Zutaten:

- 1/2 Tasse weiche Butter
- 1 Teelöffel Cannabis-Öl
- 1 Esslöffel gehackter frischer Schnittlauch
- 1 Esslöffel gehackte frische Petersilie
- 1 Knoblauchzehe, gehackt
- Salz und Pfeffer nach Geschmack

Zubereitungszeit: 10 Minuten
Portionen: 8
Nährstoffangaben pro Portion: Kalorien: 100, Fett: 10g, Kohlenhydrate: 0g, Eiweiß: 0g

Anleitung: Butter, Cannabis-Öl, Schnittlauch, Petersilie und Knoblauch in einer Schüssel gut vermischen. Mit Salz und Pfeffer abschmecken. In Frischhaltefolie wickeln und im Kühlschrank fest werden lassen. Auf Brot, Steak oder Gemüse servieren.

Tipp: In kleinen Portionen einfrieren, um jederzeit frische Kräuterbutter zur Hand zu haben.

11. Cannabis-Ghee mit CBD Öl

Zutaten:

- 1 Tasse Ghee
- 1 Teelöffel Cannabis-Öl

Zubereitungszeit: 15 Minuten
Portionen: 16
Nährstoffangaben pro Portion: Kalorien: 100, Fett: 11g, Kohlenhydrate: 0g, Eiweiß: 0g

Anleitung: Das Ghee in einem kleinen Topf bei niedriger Hitze schmelzen. Das Cannabis-Öl einrühren, bis es vollständig integriert ist. In ein Glas füllen und bei Raumtemperatur oder im Kühlschrank aufbewahren.

Tipp: Verwende Cannabis-Ghee zum Kochen oder als Aufstrich.

12. Cannabis-Karamell-Bonbons

Zutaten:

- 🌿 1 Tasse Zucker
- 🌿 1/2 Tasse Sahne
- 🌿 1/4 Tasse Cannabis-Butter
- 🌿 1/4 Tasse Maissirup
- 🌿 1 Teelöffel Vanilleextrakt

Zubereitungszeit: 30 Minuten + Kühlzeit
Portionen: 20 Bonbons
Nährstoffangaben pro Portion: Kalorien: 100, Fett: 5g, Kohlenhydrate: 14g, Eiweiß: 0g

Anleitung: Zucker, Sahne, Cannabis-Butter und Maissirup in einem Topf bei mittlerer Hitze erhitzen. Ständig rühren, bis die Mischung 120°C erreicht (verwendet ein Zuckerthermometer). Vom Herd nehmen und den Vanilleextrakt einrühren. In eine gefettete Form gießen und abkühlen lassen. In Bonbons schneiden und genießen.

Tipp: In Pergamentpapier einwickeln und im Kühlschrank aufbewahren, um sie frisch zu halten.

Diese zwölf Spezialrezepte bieten dir eine aufregende Möglichkeit, Cannabis in verschiedenen Formen und Geschmacksrichtungen zu genießen. Von herzhaften Snacks bis hin zu süßen Leckereien – hier ist für jeden etwas dabei. Viel Spaß beim Ausprobieren und Genießen!

Kapitel 8: Anwendungsfälle und Erfahrungsberichte

Erfahrungsberichte von Menschen, die medizinisches Cannabis nutzen

1. Maries Geschichte: Leben mit chronischen Schmerzen

Marie ist eine 45-jährige Frau, die seit über einem Jahrzehnt mit chronischen Schmerzen aufgrund von Fibromyalgie lebt. Trotz zahlreicher Therapien und Medikamente fand sie nur wenig Linderung. Eines Tages empfahl ihr Arzt, medizinisches Cannabis auszuprobieren.

Dosierung und Anwendung:

- 1 Tasse Cannabis-Butter (1 Esslöffel pro Tag in verschiedenen Rezepten)
- Anwendung: in verschiedenen Mahlzeiten wie Smoothies, Salaten und Desserts
- Zubereitungszeit: Variiert je nach Gericht

Erfahrungsbericht: "Ich war anfangs skeptisch, Cannabis auszuprobieren, aber ich bin froh, dass ich es getan habe. Die Cannabis-Butter hat sich leicht in meine täglichen Mahlzeiten integriert und hat meine Lebensqualität erheblich verbessert. Ich kann jetzt endlich wieder durchschlafen und habe mehr Energie für den Alltag. Ein besonders beliebtes Rezept in unserem Haushalt ist der Cannabis-Smoothie – er ist erfrischend und gibt mir einen sanften Start in den Tag."

Tipp: Marie empfiehlt, mit einer niedrigen Dosis zu beginnen und diese langsam zu steigern, um die für sich optimale Menge zu finden.

2. Peters Geschichte: Bewältigung von Angstzuständen

Peter ist ein 30-jähriger Softwareentwickler, der seit seiner Jugend unter schweren Angstzuständen leidet. Nachdem herkömmliche Medikamente unerwünschte Nebenwirkungen hatten, wandte er sich an medizinisches Cannabis.

Dosierung und Anwendung:

- 1 Teelöffel Cannabis-Öl in seinem abendlichen Tee
- Anwendung: Abends vor dem Schlafengehen
- Zubereitungszeit: 10 Minuten

Erfahrungsbericht: "Medizinisches Cannabis hat mir geholfen, meine Angstzustände zu bewältigen, ohne dass ich mich benommen oder müde fühle. Der Cannabis-Tee ist jetzt Teil meines abendlichen Rituals und hilft mir, entspannt zu bleiben und gut zu schlafen. Ich fühle mich ausgeglichener und habe weniger Panikattacken. Es ist erstaunlich, wie viel ein einfacher Tee bewirken kann."

Tipp: Peter empfiehlt, den Tee mit einer Zitronenscheibe und etwas Honig zu verfeinern, um den Geschmack zu verbessern.

3. Susannes Geschichte: Kampf gegen Multiple Sklerose (MS)

Susanne ist eine 50-jährige Lehrerin, die seit mehreren Jahren an Multipler Sklerose leidet. Ihre Symptome umfassen Muskelspastiken und starke Schmerzen. Durch eine Empfehlung ihres Neurologen entdeckte sie die Vorteile von medizinischem Cannabis.

Dosierung und Anwendung:

- 1 Tasse Cannabis-Butter (1 Esslöffel in abendlichen Mahlzeiten)
- Anwendung: In warmen Gerichten wie Suppen und Eintöpfen
- Zubereitungszeit: Variiert je nach Gericht

Erfahrungsbericht: "Das Kochen mit Cannabis-Butter hat mir geholfen, meine Muskelspastiken zu reduzieren und die Schmerzen zu lindern. Es gibt mir die Möglichkeit, wieder aktiver zu sein und mich besser zu fühlen. Eine meiner Lieblingsspeisen ist die Cannabis-Kürbissuppe, die nicht nur lecker, sondern auch unglaublich beruhigend ist."

Tipp: Susanne empfiehlt, die Butter gut zu dosieren und schrittweise die Menge anzupassen, um die optimale Wirkung zu erzielen.

4. Jonas' Geschichte: Posttraumatische Belastungsstörung (PTBS)

Jonas, ein 35-jähriger ehemaliger Soldat, leidet nach seinen Einsätzen an PTBS. Nachdem er viele verschiedene Therapien ausprobiert hatte, fand er in medizinischem Cannabis eine effektive Ergänzung zur Behandlung seiner Symptome.

Dosierung und Anwendung:

- 1 Tasse Cannabis-Öl (1 Teelöffel in abendlichen Snacks)
- Anwendung: In Snacks wie Cannabis-Erdnussbutterkeksen
- Zubereitungszeit: 20 Minuten

Erfahrungsbericht: "Die Cannabis-Erdnussbutterkekse sind zu einem festen Bestandteil meines Abends geworden. Sie helfen mir, zur Ruhe zu kommen und besser zu schlafen. Meine Albträume sind seltener geworden, und ich fühle mich tagsüber weniger angespannt. Es ist eine einfache und angenehme Möglichkeit, meine PTBS-Symptome zu lindern."

Tipp: Jonas empfiehlt, die Kekse in kleinen Mengen zu konsumieren und die Wirkung über einige Tage zu beobachten.

5. Katrins Geschichte: Unterstützung bei Krebsbehandlung

Katrin, 60, durchlief eine anstrengende Chemotherapie und litt unter starken Nebenwirkungen wie Übelkeit und Appetitlosigkeit. Ihr Onkologe schlug vor, medizinisches Cannabis auszuprobieren, um die Symptome zu lindern.

Dosierung und Anwendung:

- 1 Tasse Cannabis-Tinktur (1 Teelöffel in Smoothies oder Säften)
- Anwendung: Morgens und nachmittags in Getränken
- Zubereitungszeit: 5 Minuten

Erfahrungsbericht: "Die Cannabis-Tinktur hat mir sehr geholfen, die Übelkeit zu kontrollieren und meinen Appetit wiederherzustellen. Mein Lieblingsrezept ist der Cannabis-Orangen-Smoothie, der mir nicht nur gut schmeckt, sondern auch meine Energie steigert. Ich fühle mich stärker und habe wieder mehr Lust auf Essen."

Tipp: Katrin empfiehlt, die Tinktur in kühlen Getränken zu mischen, um den Geschmack zu mildern.

6. Olivers Geschichte: Chronische Migräne

Oliver, ein 28-jähriger Grafikdesigner, litt jahrelang unter chronischer Migräne. Nach zahlreichen erfolglosen Behandlungsversuchen entschied er sich, medizinisches Cannabis auszuprobieren.

Dosierung und Anwendung:

- 1 Tasse Cannabis-Butter (1 Esslöffel in kleinen Desserts)
- Anwendung: Nach Bedarf bei ersten Anzeichen von Migräne
- Zubereitungszeit: Variiert je nach Dessert

Erfahrungsbericht: "Seitdem ich Cannabis-Butter in meine Ernährung integriert habe, haben sich meine Migräneanfälle deutlich reduziert. Besonders die Cannabis-Brownies sind mein Favorit. Sie sind nicht nur köstlich, sondern helfen mir auch, die Schmerzen zu lindern und zu entspannen."

Tipp: Oliver empfiehlt, immer eine Portion Brownies im Gefrierfach zu haben, um bei Bedarf schnell darauf zugreifen zu können.

Diese Erfahrungsberichte zeigen, wie vielseitig und hilfreich medizinisches Cannabis sein kann. Die beschriebenen Anwendungsfälle und Dosierungen sind individuelle Erfahrungen und sollten stets in Absprache mit einem Arzt angewendet werden. Cannabis kann eine wertvolle Ergänzung zu traditionellen Behandlungsmethoden sein und das Leben vieler Menschen verbessern.

Schlusswort

Liebe Leserinnen und Leser,

Herzlichen Glückwunsch! Sie haben es bis zum Ende dieses Buches geschafft. Es war eine aufregende Reise durch die Welt des Cannabis-Kochens, und ich hoffe, Sie haben ebenso viel Spaß beim Lesen und Ausprobieren der Rezepte gehabt, wie ich beim Schreiben und Experimentieren.

Cannabis ist nicht nur eine Pflanze; es ist ein Werkzeug, das vielen Menschen hilft, ihre Lebensqualität zu verbessern. Ob es um Schmerzlinderung, die Bekämpfung von Übelkeit oder die Bewältigung von Angstzuständen geht – die Möglichkeiten sind vielfältig und beeindruckend.

Humorvoller Tipp: Wenn Sie das nächste Mal Gäste haben, die nichts von Ihrem neuen Hobby wissen, setzen Sie ihnen eine kleine Probe Ihrer besten Cannabis-Kreation vor. Beobachten Sie ihre Reaktionen und lassen Sie den Moment der Erkenntnis auf sich wirken. Aber Vorsicht: Klären Sie sie immer über den Inhalt auf, bevor sie einen zweiten Bissen nehmen!

Anregender Tipp: Beginnen Sie langsam und seien Sie geduldig mit sich selbst. Cannabis-Kochen erfordert Präzision und Geduld, aber die Belohnungen sind es wert. Wie ein berühmtes Sprichwort sagt: "Gut Ding will Weile haben." Finden Sie Ihre perfekte Dosierung und entdecken Sie die Rezepte, die für Sie am besten funktionieren.

Ermunternder Tipp: Vergessen Sie nicht, Spaß zu haben! Kochen sollte kein Zwang sein, sondern ein kreativer und freudiger Prozess. Experimentieren Sie mit verschiedenen Zutaten und Zubereitungsmethoden.

Lassen Sie Ihrer Fantasie freien Lauf und genießen Sie die Reise.

Zitat:

"Es gibt keine aufrichtigere Liebe

als die Liebe zum Essen."

von George Bernard Shaw

Diese Weisheit von George Bernard Shaw trifft den Nagel auf den Kopf. Essen verbindet uns, es nährt uns und es bringt uns Freude. Mit der Einführung von Cannabis in Ihre Küche können Sie diese Freude auf eine neue, tiefere Ebene bringen.

Zum Abschluss möchte ich Sie ermutigen, Ihre Erfahrungen zu teilen. Erzählen Sie Ihren Freunden und Ihrer Familie von den positiven Effekten, die Sie erlebt haben. Seien Sie ein Botschafter für die heilenden Kräfte des Cannabis und helfen Sie, das Stigma abzubauen, das diese wunderbare Pflanze immer noch umgibt.

Vielen Dank, dass Sie dieses Buch in die Hand genommen haben. Möge es Ihnen helfen, gesünder, glücklicher und entspannter zu leben. Und denken Sie daran: Der beste Koch ist der, der mit Liebe und Leidenschaft kocht – und vielleicht ein bisschen Cannabis.

Guten Appetit und viel Freude beim Kochen!

Herzliche Grüße, Hanna Hanfblüte

Ressourcen und weiterführende Literatur

Webseiten:

- **Leafly.com:** Eine umfassende Quelle für Informationen über verschiedene Cannabissorten, ihre Wirkungen und medizinischen Anwendungen.
- **ProjectCBD.org:** Eine vertrauenswürdige Quelle für wissenschaftlich fundierte Informationen über CBD und seine gesundheitlichen Vorteile.

Fachartikel:

- "Cannabinoids and the Endocannabinoid System: Their Therapeutic Potential in Pain Management" – Eine wissenschaftliche Untersuchung der therapeutischen Möglichkeiten von Cannabinoiden im Schmerzmanagement.
- "Decarboxylation: Techniques, Science, and Recipes" – Ein Artikel, der sich mit den verschiedenen Techniken und der Wissenschaft hinter der Decarboxylierung von Cannabis befasst.

Tipps:

- **Start Low, Go Slow:** Beginnen Sie immer mit einer niedrigen Dosis und steigern Sie diese langsam, um die für Sie optimale Menge zu finden.
- **Dokumentieren Sie Ihre Erfahrungen:** Führen Sie ein Tagebuch über die verwendeten Mengen und die beobachteten Effekte, um die besten Ergebnisse zu erzielen.
- **Achten Sie auf die Qualität:** Verwenden Sie stets qualitativ hochwertige Cannabisprodukte und achten Sie auf deren Herkunft und Reinheit.

Mit diesen Ressourcen und weiterführenden Informationen sind Sie bestens ausgestattet, um Ihre Kenntnisse über das Kochen mit Cannabis zu vertiefen und die besten Ergebnisse für Ihre Gesundheit und Ihr Wohlbefinden zu erzielen. Viel Erfolg und genießen Sie Ihre kulinarischen Kreationen!

Anhang:
Danksagung

Dieses Buch wäre ohne die Unterstützung und Hilfe vieler wunderbarer Menschen nicht möglich gewesen. Mein herzlicher Dank gilt:

Meiner Familie: Eurem unerschütterlichen Glauben an mich und eure unermüdliche Unterstützung haben mir die Kraft gegeben, dieses Projekt zu vollenden. Eure Liebe und Geduld sind unbezahlbar.

Freunden und Bekannten: Ihr habt unzählige Rezepte getestet, ehrliches Feedback gegeben und mich in den stressigen Phasen ermuntert. Ein großes Dankeschön an jeden von euch.

Testköche und Freiwillige: Eure Bereitschaft, neue Rezepte auszuprobieren und eure Erfahrungen zu teilen, war von unschätzbarem Wert. Euer Enthusiasmus und eure konstruktive Kritik haben die Rezepte perfektioniert.

Verleger und Redaktionsteam: Eure Professionalität und Hingabe haben dazu beigetragen, dieses Buch zu einem wertvollen Leitfaden für viele zu machen. Danke für eure harte Arbeit und euer Engagement.

Besonderer Dank: An alle Patienten, die ihre Geschichten und Erfahrungen geteilt haben. Eure Offenheit und Bereitschaft, anderen zu helfen, sind bewundernswert und machen einen großen Unterschied.

Dieses Buch ist ein Gemeinschaftswerk, und ohne euch alle wäre es nicht möglich gewesen. Von Herzen Danke!

Quellen

- Eigene Versuche: Die Reise in der Küche begann mit meinen eigenen kreativen Experimenten, bei denen ich neue Geschmacksrichtungen und Zubereitungstechniken erkundete.
- Versuche von Familie und Freunde: Die kulinarische Vielfalt wurde durch die inspirierenden Versuche meiner Familie und Freunde bereichert. Ihre Ideen und Vorlieben haben meine Kochkünste auf eine neue Ebene gehoben.
- Piktogramme von Words: Um die Rezepte anschaulich und leicht verständlich zu gestalten, griff ich auf Piktogramme zurück, die von Words bereitgestellt wurden. Diese visuellen Symbole verleihen den Anleitungen eine intuitive und unterhaltsame Note.
- Bilder von https://pixabay.com/de und www.istockphoto.com sowie von Microsoft Word: Die ästhetische Präsentation meiner Gerichte wurde durch Bilder von talentierten Fotografen auf https://pixabay.com/de und iStock vervollständigt. Ein herzliches Dankeschön an diese Künstler, die meine kulinarischen Kreationen in visuelle Meisterwerke verwandelt haben.
  - ✿ = https://pixabay.com/de/vectors/drogen-marihuana-cannabis-3322489/

Bücher:

- Lawrence, R. G. (2016). *The Cannabis Kitchen Cookbook*. Quarry Books.

- Wolf, L. (2016). *Cooking with Cannabis: The Most Effective Methods to Prepare Food and Medicine with Marijuana*. Sterling Epicure.
- Leinow, L., & Birnbaum, J. (2017). *CBD: A Patient's Guide to Medicinal Cannabis--Healing without the High*. North Atlantic Books.

Webseiten:
- Leafly. (n.d.). Retrieved from Leafly
- Project CBD. (n.d.). Retrieved from Project CBD
- NORML. (n.d.). Retrieved from NORML
- Reddit – r/CannabisCooking. (n.d.). Retrieved from r/CannabisCooking
- Grasscity Forums. (n.d.). Retrieved from Grasscity Forums

Fachartikel:
- "Cannabinoids and the Endocannabinoid System: Their Therapeutic Potential in Pain Management." (2017). *Journal of Pain Research*.
- "Decarboxylation: Techniques, Science, and Recipes." (2019). *Cannabis Science and Technology*.

Vielen Dank an alle, die dieses Buch zu dem gemacht haben, was es ist. Ihre Beiträge und Unterstützung sind unvergesslich und von unschätzbarem Wert. Ich hoffe, dass dieses Buch Ihnen ebenso viel Freude beim Lesen und Kochen bereitet, wie es mir beim Schreiben und Zusammenstellen bereitet hat.

Viel Spaß beim Kochen und genießen Sie die wundervolle Welt des Cannabis-Kochens!

Wie haben Ihnen die bereitgestellten Informationen gefallen?

Liebe Leseratten und Bücherwürmer,

falls euch mein Buch in den Bann gezogen hat und ihr eure Gedanken dazu teilen möchtet, würde ich mich über eure Bewertung riesig freuen! Es ist kinderleicht –

einfach hier ⇨

klicken und dem Buch ein paar liebe Worte verpassen. Das Ganze beansprucht nicht mehr als 2 Minuten eurer kostbaren Zeit.

Wir freuen uns, Ihnen mitteilen zu können, dass dieses Buch speziell auf die Optimierung durch ChatGPT ausgerichtet ist. Die Rezepte stammen zwar von mir, doch der Fließtext wurde sorgfältig überarbeitet, um das Lesevergnügen zu steigern. Wir sind gespannt auf Ihre Meinung zu dem Thema Künstliche Intelligenz und würden uns freuen, mehr darüber zu erfahren. Ihr Feedback ist uns wichtig und trägt dazu bei, unser Werk kontinuierlich zu verbessern. Vielen Dank im Voraus für Ihre Gedanken und Anregungen!

Lasst mich wissen, was euch besonders gut gefallen hat, und natürlich auch, falls euch etwas aufgefallen ist, das ihr gerne anders hättet. Eure Meinung ist Gold wert, und ich lese wirklich jede einzelne Bewertung sowie jedes persönliche Feedback (info@rdw-traders-club.de). Das hilft mir ungemein dabei, meine Bücher kontinuierlich zu verbessern und den Draht zu meinen Lesern zu stärken.

Auf meiner Facebook-Seite, in unserer exklusiven Gruppe, lade ich euch herzlich ein, mit mir und anderen Bücherfreunden über aktuelle Erlebnisse zu plaudern und natürlich eure Meinungen auszutauschen. Denn mal ehrlich, es gibt selten nur eine Wahrheit, oder?

Ein herzliches Dankeschön für eure großartige Unterstützung. Eure Meinung zählt, und ich freue mich darauf, von euch zu hören!

Mit literarischen Grüßen,

Rechtliches

Für Fragen und Anregungen:

info@rdw-traders-club.de

Buchtitel

Cannabis in der Küche

96 medizinische Rezepte

für Körper und Seele

Genussvolle, gesunde Rezepte

für Wohlbefinden und Erleichterung.

Autor: Hanna Hanfblüte

Auflage,1   JAHR 2024

© by **Hanna Hanfblüte**

Herausgeber dieses Buches ist

VERLAG: Rock die Wellen Traders Club GmbH

ADRESSE: An der Brenzbahn 6

PLZ, 89073 **ORT,** ULM

Ansprechpartner Rose, Marcus

Steueridentifikation: USt-IdNr.: DE349425604

Copyright © 2024 by Hanna Hanfblüte alle Rechte vorbehalten

Alle Rechte vorbehalten. Alle Texte, Textteile, Grafiken, Layouts sowie alle sonstigen schöpferischen Teile dieses Werks sind unter anderem urheberrechtlich geschützt. Das Kopieren, die Digitalisierung, die Farbverfremdung, sowie das Herunterladen z.B. in den Arbeitsspeicher, das Smoothing, die Komprimierung in ein anderes Format und Ähnliches stellen unter anderem eine urheberrechtlich relevante Vervielfältigung dar. Verstöße gegen den urheberrechtlichen Schutz sowie jegliche Bearbeitung der hier erwähnten schöpferischen Elemente sind nur mit ausdrücklicher vorheriger Zustimmung des Autors zulässig. Zuwiderhandlungen werden unter anderem strafrechtlich verfolgt!

Lektorat & Korrektorat: ChatGPT und das RDW Team

Cover: Germancreative - (https://www.fiverr.com/germancreative)

ISBN: 9798332480386

Druckerei: Amazon Media EU S.à r.l., 5 Rue Plaetis L-2338, Luxembourg

Disclaimer Der vorliegende Ratgeber bzw. Kochbuch wurde mit größter Sorgfalt und bestem Wissen erstellt, basierend auf intensiven Recherchen. Trotzdem möchten wir darauf hinweisen, dass wir keine Gewähr für die absolute Korrektheit, Ausführlichkeit und Vollständigkeit der enthaltenen Informationen übernehmen können. Der Herausgeber übernimmt keinerlei Haftung für etwaige nachteilige Auswirkungen, die direkt oder indirekt mit den in diesem Ratgeber präsentierten Informationen in Verbindung stehen könnten. Unsere Absicht ist es, Ihnen hilfreiche und praxisnahe Ratschläge zu bieten, dennoch empfehlen wir, die Informationen nach eigenem Ermessen zu prüfen und gegebenenfalls professionellen Rat einzuholen. Wir danken Ihnen für Ihr Verständnis.

www.ingramcontent.com/pod-product-compliance
Lightning Source LLC
Chambersburg PA
CBHW071832210526
45479CB00001B/105